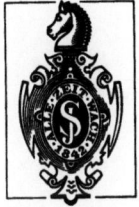

W. Bachmann

Die Funktionsdiagnostik der behinderten Nasenatmung

Einführung in die Rhinomanometrie

Mit 75 Abbildungen

Springer-Verlag Berlin Heidelberg New York 1982

Professor Dr. WALTER BACHMANN
HNO-Klinik, Klinikum Mannheim,
Fakultät für klinische Medizin
der Universität Heidelberg

6800 Mannheim

ISBN-13:978-3-642-68592-7   e-ISBN-13:978-3-642-68591-0
DOI: 10.1007/978-3-642-68591-0

CIP-Kurztitelaufnahme der Deutschen Bibliothek
Bachmann, Walter:
Die Funktionsdiagnostik der behinderten
Nasenatmung: Einf. in d. Rhinomanometrie/
W. Bachmann. – Berlin;Heidelberg;New York:
Springer, 1982.
ISBN-13:978-3-642-68592-7

2122/3130–543210

Vorwort

Die Funktionsdiagnostik der Nase stellt auch heute noch ein Stiefkind der Rhinologie dar. Dies erstaunt um so mehr, als gerade die moderne operative Zielsetzung darin besteht, funktionsverbessernd, zumindest aber funktionserhaltend zu operieren. Ohne Kenntnis des präoperativen Atemwiderstands ist jedoch weder eine Analyse der einzelnen widerstandsbildenden Faktoren möglich, noch eine Kontrolle postoperativer funktioneller Ergebnisse. Ähnliches gilt für die nasalen Dysfunktionen. Ihre Differentialdiagnose mit Hilfe von Belastungs- oder Provokationstesten ist ohne eine exakte Meßtechnik ebensowenig möglich, wie die Therapiekontrolle konservativer Maßnahmen. Die moderne Rhinomanometrie – heute eine Routinemethode – schloß diese Lücke. Eine Darstellung ihrer Methodik entspricht deshalb einem dringenden Bedürfnis, denn Anamnese und Inspektion erlauben allein keine objektive Aussage über das Ausmaß einer Stenose oder über die Größe von Durchgängigkeitsveränderungen. Die Anamnese unterliegt der Subjektivität des Patienten, die Inspektion der Subjektivität und Erfahrung des Untersuchers. In den letzten Jahren wurden neue anatomische und strömungsphysikalische Erkenntnisse bezüglich der Atemmechanik der Nase gewonnen. Ich habe mich bemüht, diese recht komplizierten Zusammenhänge allgemeinverständlich und praxisnah darzustellen, da nur sie es erlauben, Anamnese, Inspektion und Rhinomanometrie nach einheitlichen Funktionsprinzipien zu beurteilen, eine unentbehrliche Voraussetzung für eine exakte Funktionsdiagnostik.
Ich hoffe, mit diesem Buch:

– zu einer einheitlichen, funktionsgerechten Analyse der Anamnese, des inspektorischen Befundes und der Rhinomanometrie anzuregen;
– zur Verbesserung der Funktionsdiagnostik der behinderten Nasenatmung durch Koordination aller diagnostischen Möglichkeiten auf physikalisch-physiologischer Basis beizutragen und eine Hilfe für eine rationale Indikationsstellung und Therapie zu geben;
– der Rhinomanometrie durch Darstellung ihrer Technik und Möglichkeiten zu einer weiten Verbreitung zu verhelfen.

Auf diesem Wege werden wir zu sicheren Diagnosen und zu objektiven Vergleichsmöglichkeiten unserer diagnostisch-therapeutischen Bemühungen gelangen.

Meinen Dank möchte ich Herrn Prof. Dr. U. Legler aussprechen. Auf seine Anregung hin ist dieses Buch entstanden. Seine Ideen, die stete Bereitschaft zum Gespräch, seine umfassenden Erfahrungen und kritischen Ratschläge haben wesentlich zu seinem Zustandekommen beigetragen. Herrn Paul Zaigla danke ich für die mit viel Geschick ausgeführten Zeichnungen.

Mannheim   W. BACHMANN

Inhalt

Teil I
Grundlagen der Rhinomanometrie

Teil II
Klinische Funktionsdiagnostik

Teil I
Grundlagen der Rhinomanometrie

A. Die Bedeutung der gestörten Nasenatmung

Der Mensch kann ohne Nasenatmung leben. Ihre Störung oder gar ihr Wegfall hat jedoch erhebliche Auswirkungen auf spezifisch nasale Funktionen, auf nachbarschaftliche Regionen, sowie ganz allgemein auf das Wohlbefinden und die Leistungsfähigkeit des Menschen.

Die Bedeutung des Atemwiderstandes für die nasalen Funktionen

Ein normaler Atemwiderstand ist Grundvoraussetzung für alle anderen Teilfunktionen der Nase. Hier ist vor allem die Klimatisation, d.h. Anwärmung, Anfeuchtung und Reinigung der Luft zu nennen. Unter Reinigung ist auch die Abwehr infektiöser Keime und von Allergenen zu verstehen.

Die Geruchsfunktion ist ohne entsprechende Ventilation der Nase nicht möglich.

Auswirkungen der Nasenatmung auf perinasale Regionen

Zwischen der Ventilation der Nebenhöhlen und der Nasenatmung bestehen enge Zusammenhänge. So ist die physiologische Enge des Isthmus nasi für eine ausreichende respiratorische Belüftung der Kieferhöhlen notwendig, während umgekehrt Stenosierungen im hinteren Teil des Nasenlumens diese erheblich vermindern (Nieder und Bachmann 1980, Proetz 1953).

Ähnliches gilt für die Tubenfunktion.

Für die richtige Entwicklung des Kiefers und des Zahnsystems ergeben sich wechselseitige Zusammenhänge zwischen Nasen- und Mundatmung.

Auswirkungen der Nasenatmung auf den Gesamtorganismus

Es darf nie vergessen werden, daß die Nasenatmung einen Teil der gesamten Atemmechanik darstellt. Der Nasenwiderstand beträgt etwa 40–45% des Gesamtatemwegswiderstandes (Rohrer 1915, Nolte 1972). Er ist also fast so groß wie der Lungenwiderstand. Der „Vorschaltwiderstand" Nase und seine Variationsfähigkeit dienen der Regulation und Optimierung der Gesamtatmung. Durch die Herabsetzung des nasalen Widerstandes und damit der Gesamtatemarbeit erfolgt eine Anpassung an erhöhte Atemvolumina, z.B. bei schwerer körperlicher Arbeit. Bei körperlichen Höchstleistungen wird durch Einsetzen der Mundatmung, also völligem Wegfall des Nasenwiderstandes, der Gesamtatemwegswiderstand um fast 40% gesenkt. Ein ähnlicher Mechanismus tritt ein, wenn die normale Relation zwischen Lungenwiderstand und Nasenatmung verschoben ist. Bei allgemeiner Dyspnoe wird durch eine Verbesserung der Nasenatmung, bzw. Übergang in Mundatmung, die Atemarbeit des Organismus merklich erleichtert.

Die chronische Bronchialobstruktion wird oft von einer Nasenobstruktion begleitet. Cohen fand so bei 27 Patienten einen um 15 mm WS/l u. s höheren Nasenwiderstand; bei Nolte war er bei 24 Patienten um 7 mm WS/l u. s erhöht*. Entsprechend verbesserte sich bei Schumann und Laniado (1981) der Bronchialwiderstand bei Patienten um durchschnittlich 4,01 mm WS/l u. s nach Septumkorrektur. Zu einem ähnlichen Ergebnis kam Ogura und Harvey (1971) bei 15 Patienten.

Letztlich gehen von der Nase Reflexe aus, welche ein spezifisches Atemgefühl vermitteln und für das Wohlbefinden des Menschen entscheidend sind. Wie wäre es sonst zu verstehen, daß sich so viele Menschen nur wegen einer behinderten Nasenatmung operieren lassen?

Ogura spricht von einem nasopulmonalen Reflexsystem. Sercer (1952) hält die Nasenatmung für ein respiratorisches Stimulans der respiratorischen Reflexregulation. Er hat ferner darauf hingewiesen, daß mechanische, chemische und thermische Reize die Bronchialweite homolateral unterschiedlich beeinflussen.

Aus diesen Darstellungen geht hervor, daß auch *Nachbardisziplinen* Interesse an einer ungestörten Nasenatmung haben: Die innere Medizin, insbesondere die Pulmologie, die Sportmedizin, die Arbeitsmedizin, die Allergologie und die wiederherstellende Chirurgie des Gesichts. So zeigen sich vielfache Notwendigkeiten, das Symptom „gestörte Nasenatmung" differenziert zu analysieren. Voraussetzung dazu ist eine exakte, objektive Bestimmung des Atemwiderstandes als Grundlage aller anderen Funktionen.

---

* WS = Wassersäule

B. Geschichtlicher Überblick

Die ersten Versuche, objektive Kriterien für die Nasendurchgängigkeit zu gewinnen, liegen ungefähr 100 Jahre zurück (Braune und Clasen 1877 u. a.).

Grobe Schätzungen

Schech prüfte am Handrücken die Kraft des Luftstromes bei der Ausatmung.

Zarniko und Spieß benutzten das Atemgeräusch als ein Kriterium für die Durchgängigkeit. Portmann maß die Zeit, bis der Patient bei geschlossenem Mund nicht mehr durch die Nase atmen konnte und zur Mundatmung überging.

Hygrometrische Methoden

Der in der Atemluft vorhandene Wasserdampf wird auf einem Spiegel zur Kondensation gebracht, um aus der Größe des niedergeschlagenen Wasserflecks ein Urteil über den Atemwiderstand zu finden. Zwaardemaker (1925) verfeinerte diese Methode, indem er in eine polierte Metallplatte Kreise eingravierte. Lieb und Moulinos bestimmten die Abdampfzeit des Atemflecks. Kayser (1885) und Sandmann (1893) fixierten den niedergeschlagenen Wasserdampf und zogen Rückschlüsse aus der Form der Atemflecke. Courtadé (1902) konstruierte einen Pneumatograph, indem er glasierte Scheiben vor den Mund und vor die Nase brachte.

Grundsätzlich können die Ergebnisse dieser Methode durch unterschiedliche Raumfeuchtigkeit und Raumtemperatur sowie unterschiedlichen Befeuchtungsgrad der Schleimhaut verfälscht werden. Im Gebrauch ist heute noch der Glatzelsche Spiegel.

Techniken auf strömungsphysikalischer Grundlage

Von den zur Berechnung des Atemwiderstandes notwendigen drei Größen Δp (Differenzdruck zwischen Nase und Choane), m (gesamtes Luftvolumen) und t (die zur Atmung verbrauchte Zeit) wurden zwei Werte konstant gehalten, also etwa Δp und m, und die dritte Größe bestimmt.

Nach dem damaligen Stand der Technik wurde die sogenannte *Fremdstrommethode* durchgeführt. Bei ihr wird durch die Nase ein ganz genau bestimmter Luftstrom hindurch gedrückt (Gärtner) oder bei geöffnetem Mund aus der Nase herausgesaugt (Kaiser 1885, Sternstein 1942).

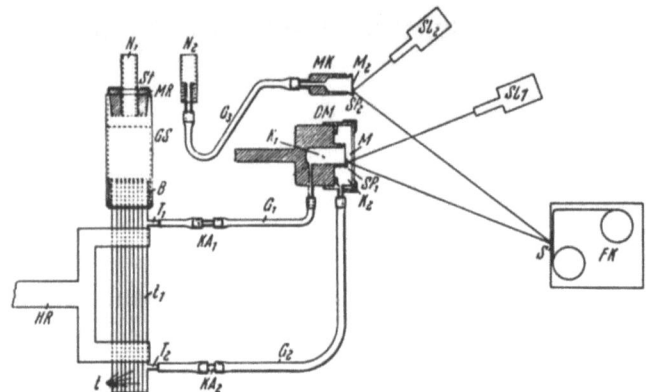

Abb. 2. Schematische Abbildung der Einrichtung zur Beurteilung der Nasendurchgängigkeit.

Einrichtung zur Registration der Luftstromgeschwindigkeit in der Nase.

    t — dünnwandige Aluminiumröhrchen; t_1 — stählernes Registrationsröhrchen; HR — Halter; T_1, T_2 — Röhrchen zur Registration der Druckdifferenz im Röhrchen t_1; G_1, G_2 — Gummiröhrchen; KA_1, KA_2 — Glaskapillaren; DM — Differenzialmanometer; Sp_1 — Spiegelchen; B — Gummiband; GS — Gummischlauch; MR — Messingröhre; ST — Gummipfropf; N_1 — Röhrchen zur Verbindung mit dem Naseneingang; SL_1 — Spaltlampe; FK — Photokymograph.

Einrichtung zur Registration des Druckes im Nasenrachen.

    MK — Mareysche Kapsel; M_2 — Gummimembrane; Sp_2 — Spiegelchen; SL_2 — Spaltlampe; FK — Photokymograph; G_3 — Gummiröhrchen; N_2 — Röhrchen zur Verbindung mit dem Naseneingang.

Abb. 1. Originalversuchsanordnung von Semerák zur ersten Synchronmessung von Δp und $\dot{V}$ (Semerák 1958)

Die *Eigenstrommethode* wurde erstmals von Zwaardemaker (1925) benutzt. Die Versuchsperson atmete spontan durch die Nase und wurde angehalten, genau 24 l/min durch die Nase auszuatmen. Hierzu wurde ein sog. Aerometer verwendet. Δp wurde mittels eines Manometers gemessen.

Die *anteriore* Meßtechnik wurde zuerst von Courtadé (1902) durchgeführt, indem er eine Olive in das gegenseitige Nasenloch steckte, welches mit einem Wassermanometer verbunden war.

Synchronmessung von $\dot{V}$ und Δp

Semerák führte 1958 als erster eine Synchronmessung von Δp und dem Atemstrom $\dot{V}$ durch (Eigenstrommethode, anteriore Meßtechnik). Zur Messung von Δp wurde eine Druckdifferenzdose, von $\dot{V}$ eine Fleischsche Düse verwendet. Die Meßergebnisse wurden über einen Lichtstrahloszillographen auf einen Photokymographen übertragen (Abb. 1). Damit führte Semerák ein Prinzip ein, wie es auch heute noch Gültigkeit hat.

In der Folgezeit haben sich mehrere Autoren (Aschan, Bridger, Cottle, Craig, Drettner, Guillerm, Kern, Kortekangas, Rundcrantz, Solomon, Spoor, Stocksted u.a.) für die Lösung rhinomanometrischer Probleme eingesetzt.

C. Die moderne Rhinomanometrie

I. Heutiger Stand – Zielsetzung

In Deutschland haben sich vor allem Masing, Ey, Fischer, von Arentsschild, Bachmann, Schumann, Enzmann u.a. um die Einführung der
Rhinomanometrie bemüht. Sie hat im letzten Jahrzehnt eine stürmische
technische Entwicklung erfahren. Damit wurden Hindernisse, welche
lange ihrer allgemeinen Verbreitung im Wege standen, beseitigt. Die
Rhinomanometrie stellt heute vor allem aus drei Gründen eine Routinemethode für die Klinik und Fachpraxis dar:
1. Einfaches Meßprinzip bei ausgereifter Technik. Zwei Meßwerte geben
   eine klare Auskunft über die Durchgängigkeit der Nase.
2. Schneller Meßvorgang und Auswertung der Ergebnisse durch die anteriore Meßmethode und x-y-Registrierung. Dauer maximal 5 min.
3. Die klinische Aussagekraft der Meßergebnisse: Man erhält sofort eine
   für jede Nase charakteristische Widerstandskurve als einziges wirklich
   objektives Maß der Größe der Durchgängigkeit.
Dadurch werden zwei Zielsetzungen erreicht:
1. Die Möglichkeit der Bestimmung der allgemeinen Güte der Durchgängigkeit durch Analyse der momentanen Durchgängigkeit mit Hilfe
   der Anamnese und des Abschwelltestes.
2. Die Größenbestimmung von Änderungen des Nasenwiderstandes:
– zur Diagnostik (z. B. Aktualitätsnachweis von Allergenen),
– zur Therapiekontrolle (nach physikalischen, medikamentösen, operativen Maßnahmen),
– für physiologische Studien, Gutachten usw.

II. Das Meßprinzip

Ziel: Die Durchgängigkeit D bzw. den Widerstand W ($W = 1/D$) der Nase
quantitativ zu erfassen.

Stellen wir uns eine Nasenseite als ein kurzes Rohr vor (Abb. 2). Es
wird ein bestimmter Druck benötigt, um die jeweilige Menge Luft durch

das Rohr zu pressen. Der Anfangsdruck p_1 ist höher als der Druck p_2 am Ende des Rohres, da durch äußere und innere Reibung Energie verbraucht wurde. Der benötigte Druck errechnet sich also aus der Differenz zwischen p_1 und p_2 (Differenzdruck Δp). Der benötigte Differenzdruck ist natürlich von der Menge der ventilierten Luft abhängig. Grundsätzlich müssen also zwei Meßwerte bestimmt werden, um eine Aussage über den Strömungswiderstand dieses Rohres zu machen:
– der Differenzdruck Δp (mm WS) = Druckabfall längs der Rohrstrecke und
– der Volumenstrom $\dot{V}$ (l/min oder l/s).

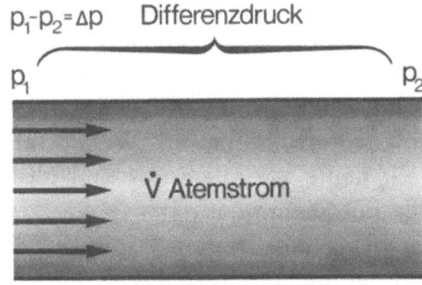

Abb. 2. Die beiden Parameter Differenzdruck und Atemstrom zur Messung der Durchgängigkeit

Zwischen dem Differenzdruck und dem Volumenstrom $\dot{V}$ (Atemstrom) besteht für jeden individuell geformten Strömungskanal eine ganz bestimmte physikalische Beziehung, welche durch die Strömungswiderstandskurve charakterisiert ist. Die Darstellung dieser Abhängigkeit des Atemstroms vom Differenzdruck setzt eine *Synchronregistrierung* der beiden Meßwerte voraus, zumal wir in der Nase eine periodische (instationäre) Strömung mit zu jedem Zeitpunkt wechselndem Atemstrom haben. Die technische Lösung dieses Problems stellt die entscheidende Basis der modernen Rhinomanometrie dar.

III. Der moderne rhinomanometrische Meßplatz

Den grundsätzlichen *Aufbau* des heutigen Meßplatzes zeigt das folgende Blockschema (Abb. 3).

Die beiden Meßwerte können methodisch auf verschiedene Weise erfaßt werden:

$\dot{V}$ mittels Fremdstrommessung oder Eigenstrommessung.

Δp mittels der posterioren- oder anterioren Meßtechnik.

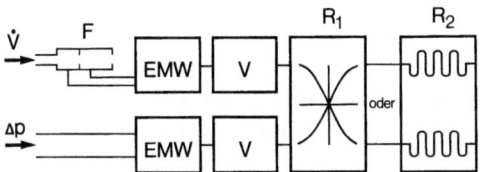

Abb. 3. Blockschema des Aufbaues eines modernen Rhinomanometers. *F:* Fleischsche Düse, *EMW:* Elektro-mechanischer Wandler, *V:* Verstärker, R_1: *x-y*-Schreiber, R_2: 2-Kanal-schreiber

1. Erfassung des Atemstroms $\dot{V}$

Der *Atemstrom* $\dot{V}$ (oder Volumengeschwindigkeit, oder Atemstromstärke) ist diejenige Luftmenge in Liter, die in einer Minute oder Sekunde durch jeden Leitungsquerschnitt fließt (vergleichbar mit der elektrischen Strom-stärke in Ampère). Er darf nicht verwechselt werden mit der linearen Geschwindigkeit $\bar{w}$ des einzelnen Luftmoleküls.

Für $\dot{V}$ und $\bar{w}$ gilt das wichtige *Kontinuitätsgesetz* (Abb. 4):

$$F_1 \cdot \bar{w}_1 = F_2 \cdot \bar{w}_2 = F_3 \cdot \bar{w}_3 = \text{konstant}$$
$$\dot{V}_1 \quad = \quad \dot{V}_2 \quad = \quad \dot{V}_3 \quad = \text{konstant}$$

$\dot{V}$: Volumenstrom (Durchflußmenge = Volumen pro Zeiteinheit)
F: Querschnittsfläche senkrecht zur Mittelstromlinie
$\bar{w}$: lineare Strömungsgeschwindigkeit; $\bar{w} = \dot{V}/F$
Die Gleichung sagt aus:
– Der durch eine Rohrleitung mit veränderlichen Querschnitten fließende Volumenstrom bleibt konstant.
– Die Geschwindigkeiten längs einer Stromröhre sind umgekehrt verhäl-tig den Querschnittsflächen.

Für die Bestimmung von $\dot{V}$ gibt es zwei Möglichkeiten.

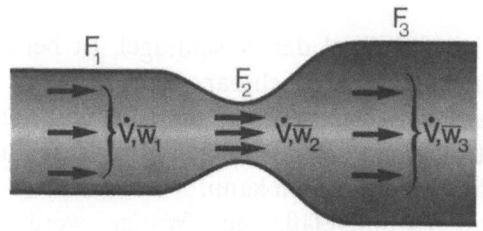

$$\dot{V}_1 = \dot{V}_2 = \dot{V}_3 = \text{konstant}$$
$$\bar{w}_1 < \bar{w}_2 > \bar{w}_3$$

Abb. 4. Kontinuitätsgesetz. F: Querschnittsfläche, $\dot{V}$: Atemstrom, $\bar{w}$: lineare Geschwindigkeit

Die Fremdstrommethode

Durch die Nase wird ein festgelegter Luftstrom, z. B. 10 l/min, gesaugt oder geblasen. Die Messung des Luftstroms kann, da es sich nun um eine stationäre Strömung handelt, durch Gasuhr oder Rotameter geschehen.

Nachteil: Der Patient muß den Atem anhalten. Durch den Reiz des Luftstromes kommt es zu reflektorischen Spannungen des weichen Gaumens und des Epipharynx, was falsche Druckschwankungen von Δp verursacht (von Arentsschild 1966). Außerdem gibt diese Methode keine Auskunft über das Widerstandsverhalten der Nase bei sich periodisch ändernden Atemströmen. Verwendet wird diese Methode heute nur noch in der passiven anterioren Rhinomanometrie (PAR) nach van Dishoeck.

Die Eigenstrommethode

Der Patient atmet spontan durch eine oder beide Nasenseiten. Wir haben also im Gegensatz zur Fremdstrommethode keinen gleichmäßigen Atemstrom, sondern entsprechend der In- und Exspiration eine instationäre Strömung (zu jedem Zeitpunkt unterschiedlicher Atemstrom).

Die Abnahme des Atemstroms $\dot{V}$ am Patienten

Dazu benötigt man eine Atemmaske (Halb- oder Gesichtsmasken) oder eine Nasenolive, beide mit Meßdüse. Sie dürfen keine Nebenluft gestatten und den Naseneingang nicht verformen.

Oliven erfüllen diese Forderung nur begrenzt. Führt man eine Olive zu fest in den Naseneingang, so wird dieser erweitert; hält man sie zu vorsichtig in das Nasenloch, so entsteht Nebenluft. Außerdem eignen sich solche Meßrohre nur für die anteriore Meßmethode. Sie haben ferner einen größeren Eigenwiderstand als Masken.

Die *Halbmaske* (Abb. 5 a) ist bequem zu applizieren. Die Zufuhr des Atemstroms erfolgt über einen Stutzen mit genügend großem Durchmesser, damit der Eigenwiderstand nicht unnötig erhöht wird.

Nachteile:
– Die Nase, speziell das Spiel der Nasenflügel, ist bei undurchsichtigem Maskenkörper nicht mehr beobachtbar.
– Durch Druck auf den Nasenrücken und die umgebenden Weichteile können unkontrollierbare Verziehungen des Nasenlumens entstehen, was zu erhebliche Fehlern führen kann.
– Die Venen und Lymphgefäße der Wange werden gedrückt, was Stauungserscheinungen und damit Lumenveränderungen der Nasenmuscheln verursachen kann.

  Diese Nachteile lassen sich selbst bei richtig gewählter Maskengröße nicht immer vermeiden. Bei kritischer Handhabung und reinen Ver-

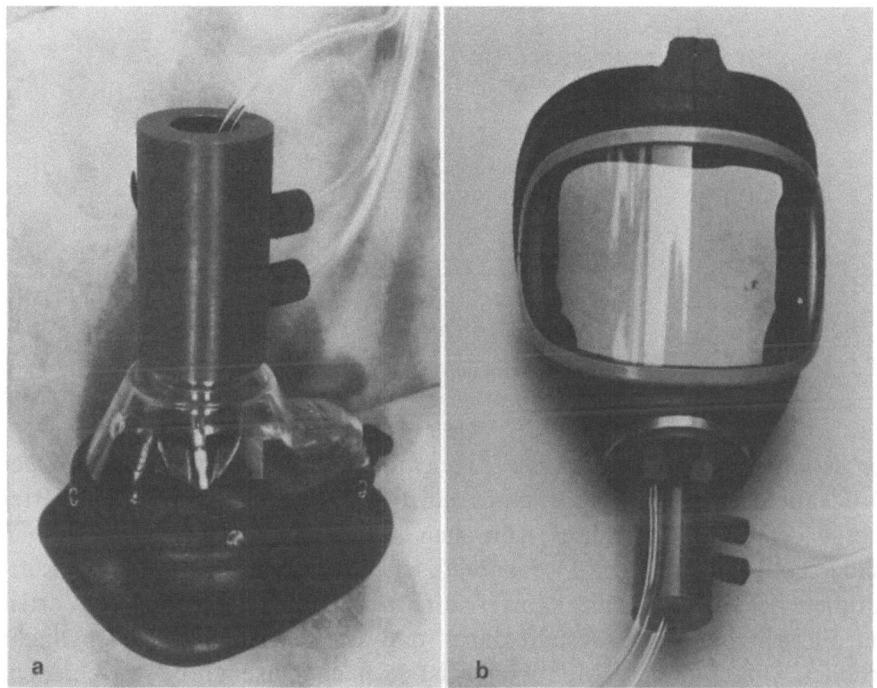

Abb. 5. **a** Halbmaske zur Abnahme des Atemstromes, **b** Gesichtsmaske (modifizierte Rettungsmaske der Firma Draeger)

gleichsuntersuchungen (z.B. Provokationsproben) sind Halbmasken jedoch durchaus brauchbar.

Gesichtsmasken vermeiden die vorgenannten Nachteile. Nach vielen Versuchen hat sich uns eine modifizierte Rettungsmaske nach Dräger (Abb. 5 b) bewährt.

Fehlermöglichkeiten bei der Abnahme des Atemstroms:

– Undichter Abschluß der Maske. Es entsteht Nebenluft. Die Meßergebnisse von $\dot{V}$ werden zu schlecht, d.h. der Widerstand fälschlich zu hoch.

– Durch Verschieben des Druckschlauches oder das Andrücken der Gesichtsmaske kann es zu Verformungen der zu messenden Seite kommen, was eine Verschlechterung aber auch einmal eine Verbesserung des Widerstandes verursachen kann.

Meßdüsen

Die Messung des Atemstroms wird mittels einer Fleischschen Düse, einer Ring- oder Siebblende vorgenommen. Das Prinzip der *Fleischschen Düse* besteht darin, durch ein Bündel feinster Röhren den Luftstrom zu laminarisieren (Abb. 6). Es gilt dann das Hagen-Poiseuillesche Gesetz (linearer Druckabfall längs des Meßrohres). Durch die Bündelung mehre-

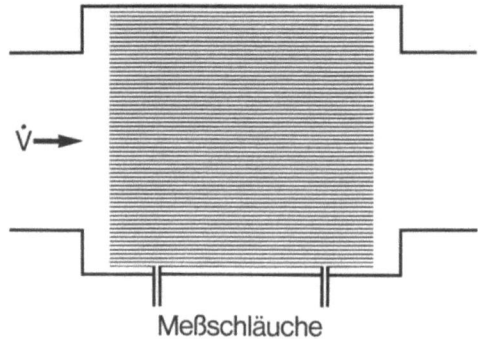

Meßschläuche

Abb. 6. Prinzip der Fleischschen Düse

rer Röhren ist der apparative Eigenwiderstand der Düse gering. Der
Druckabfall wird nur längs eines einzelnen Röhrchens von definierter
Länge gemessen. Da dieses Röhrchen sehr dünn ist, also einen hohen
Widerstand hat, wird der Druckabfall sehr hoch. Nach Eichung mit Luft-
strömen bekannter Größe kann $\dot{V}$ direkt abgelesen werden. Der Vorteil
der Fleischschen Düse besteht darin, daß sie in weiten Bereichen linear
arbeitet. Dieser lineare Meßbereich ist je nach Düsengröße verschieden.
Am gebräuchlichsten sind die Düsen I und II, linear von 12–60 l/min
bzw. 18–120 l/min. Die Düsen müssen geheizt werden, da sonst durch
Kondenswasserbildung der Meßquerschnitt verändert wird. Auch können
sie leicht verschmutzen. Neuere Düsen aus Kunststoff (Siemens) vermeiden diese Heizung. Dadurch tritt keine Reaktion der Schleimhaut mit
Veränderung des Nasenwiderstandes durch die erwärmte Einatmungsluft
auf.

   Bei den *Ring-* oder *Siebblenden* (Abb. 7) wird der Druck vor und
hinter der Meßblende bzw. dem Meßsieb abgenommen. Die durch den
Luftstrom entstehenden Differenzdrucke folgen einem annähernd quadratischen Gesetz (bei doppeltem Luftstrom 4facher Differenzdruck, bei
3fachem Luftstrom 9facher Differenzdruck usw.).

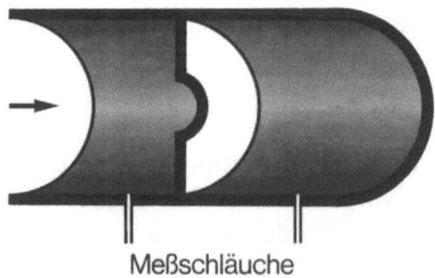

Meßschläuche

Abb. 7. Prinzip der Ringdüse zur Bestimmung von $\dot{V}$ (Längsschnitt)

Aus diesem Grunde müssen die erhaltenen Meßwerte später mit Hilfe einer Meßschablone linear umgezeichnet oder durch eine elektronische Schaltung radiziert werden.

Allerdings reagiert – bedingt durch die Radizierung – die Ausgangsspannung am Nullpunkt sehr empfindlich auf geringe Druckschwankungen am Eingang (Nullpunktunruhe). Dies erfordert zusätzlichen elektronischen Aufwand.

2. Erfassung des Differenzdruckes Δp

Für die Bestimmung von Δp werden 2 Meßstellen benötigt: Eine erste Meßstelle am Naseneingang und eine zweite Meßstelle am Nasenausgang (Choane).

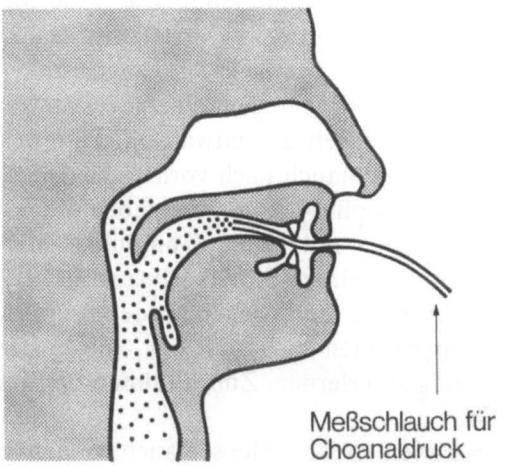

Meßschlauch für
Choanaldruck

Abb. 8. Posteriore Choanaldruckabnahme. Lage des Meßschlauches im Mund

Der Abgriff des Choanaldrucks stellt das eigentliche Meßproblem der Rhinomanometrie dar. Es gibt 2 Möglichkeiten: Die posteriore und die anteriore Technik.

Posteriore Methode

Von der Choane bis zum Mund handelt es sich im Verhältnis zur Nase um ein sehr kurzes und weitlumiges Rohrstück ohne wesentlichen Druckverlust (Abb. 8).

Der Druck in der Choane und im Mund – bei normalem Epipharynx – ist also praktisch gleich. Es genügt somit, den Druck über einen Meßschlauch im Mund abzunehmen (Abb. 8).

Vorgehen: Ein nicht zu enger Meßschlauch (Durchmesser etwa 3 mm) wird in den Mund eingeführt, die Lippen geschlossen und durch die Nase ein- und ausgeatmet. Die im Mund gleichermaßen vorhandenen respiratorischen Druckschwankungen der Choane können so erfaßt werden. Die Schwierigkeiten liegen ganz auf der Patientenseite. Damit sich der Choanaldruck auch im Mund ausbreitet, muß das Gaumensegel so entspannt gehalten werden, daß kein Abschluß des Epipharynx von der eigenlichen Mundhöhle entsteht. Dies gelingt einem großen Teil der Patienten nicht. Durch Heben des Gaumensegels, Kontraktionen der Pharynxmuskulatur oder Heben der Zunge entstehen unkontrollierbare zusätzliche Drücke oder unvollständige Druckaufzeichnungen. Diese Vorgänge werden reflektorisch durch Fremdkörperreize des Meßschlauches ausgelöst. So können falsche Druckwerte unvermittelt nach einer Reihe richtiger Atemvorgänge auftreten. Leider lassen sie sich bei einer fortlaufenden Schreibung nur sehr schwer oder gar nicht erkennen, und es ist schwierig, solche Ausreißer zu eliminieren. Die beste Möglichkeit, solche Störungen zu erkennen, bietet die x-y-Darstellung. Die sonst gleichmäßig hin- und herschwingenden S-förmigen Kurven enthalten Schleifen oder Hysteresen. Bisher ist es nicht gelungen, eine zuverlässige posteriore Meßtechnik für den Routinebetrieb zu entwickeln. Daran ändern auch die Versuche nichts, den Meßschlauch nach vorheriger Anaesthesierung bis in den Epipharynx oder Mesopharynx vorzuschieben, oder das Ende des im Mund liegenden Schlauches mit einem Gummibläschen zu verschließen (Schumann 1975) bzw. mit einem Silberkörbchen zu versehen (Feenstra). Nach unseren Erfahrungen und denen anderer Autoren ist es etwa 20–40% der Versuchspersonen nicht möglich, die posteriore Technik in vertretbarer Zeit richtig zu erlernen. Zum Einüben der Technik lassen sich einige Hilfen geben.

Wir lassen den Patienten den Meßschlauch in den geöffneten Mund halten und fordern ihn auf, gleichmäßig durch den Mund zu atmen. Anschließend wird der Mund während der Inspiration geschlossen und durch die Nase weitergeatmet. Das Weiteratmen durch die Nase erfolgt dann oft in einer Weise, welche der richtigen Atemtechnik entspricht.

Vorteile der posterioren Methode: Die Meßsonde muß nicht am Patienten befestigt werden. Die Messung kann sofort für beide Nasenseiten erfolgen. Die einseitige Messung erfolgt durch Zukleben eines Nasenloches mit einem Leukoplaststreifen problemlos.

Nachteile: Die posteriore Methode ist nicht bei allen Versuchspersonen möglich. Sie gibt außerdem stärker streuende Meßwerte als die anteriore Technik.

Anteriore Methode

Dieses Patientenproblem umgeht die anteriore Technik. Befestigt man den Meßschlauch für den Choanaldruck luftdicht in einem Nasenloch, dann

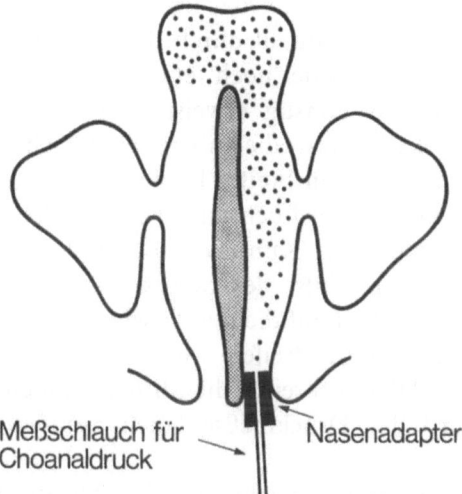

Abb. 9. Anteriore Methode. Druckschlauch mit Nasenadapter im linken Naseneingang

kann nur auf der Gegenseite geatmet werden. Der dabei entstehende Choanaldruck breitet sich längs des verschlossenen Nasenganges aus. Dieser wirkt sozusagen als verlängertes Meßrohr vom Naseneingang bis zur Choane (Abb. 9).

Vorteile der anterioren Technik: Die Abnahme des Choanaldruckes gelingt immer. Sie liefert geringere Streuungen. Ein eventueller Epipharynxwiderstand (seltene Ausnahme) wird im Gegensatz zur posterioren Methode nicht mitgemessen. Die anteriore Methode kann als Routinetechnik der täglichen Praxis bezeichnet werden.

Nachteile: Es kann jeweils nur eine Nasenseite gemessen werden. Die Bestimmung des beidseitigen Nasenwiderstandes muß rechnerisch erfolgen. Es besteht eine künstliche Stenoseatmung.

Obwohl die anteriore Meßtechnik immer gelingt, sind einige *Schwierigkeiten* zu überwinden:
– Der Druckschlauch muß luftdicht im oder am Nasenloch fixiert werden.
– Er muß auch bei leichter Bewegung fixiert bleiben.
– Die Fixierung darf die Schleimhaut nicht irritieren und das gegenseitige Nasenloch nicht deformieren.
– Naseneinsätze müssen desinfizierbar oder Wegwerfartikel sein.
– Er darf den luftdichten Abschluß der Maske nicht gefährden.

Möglichkeiten der anterioren Druckschlauchfixierung an der Nase

Von Arentsschild hat eine Fixierung mittels elastischem *Kunststoff* angegeben. Diese Technik ist zuverlässig, jedoch zeitraubend und bei kurzfristiger Wiederholung unpraktisch. Die *Klebestreifen*-Methode (Bachmann, Broms) ist schnell durchführbar und wird häufig angewendet. Eine Berührung der Septumschleimhaut durch den Meßschlauch wird vermieden. Außerdem ist die Sonde noch etwas beweglich, was sich beim Aufsetzen der Maske als günstig erweist. Allerdings wird bei häufiger Wiederholung (Provokationstest) die äußere Haut leicht irritiert.

– Ein etwa 5 cm langer, 2,5 cm breiter Leukoplaststreifen wird im unteren Drittel mit einem Dorn (oder Lochstanze) durchbohrt.
– Durch das Loch wird ein Kunststoffstöpsel von der Klebeseite her durchgesteckt und der Wulst des Stöpsels an die Klebefläche angedrückt. Dadurch erfolgt ein luftdichter Abschluß (Abb. 10).
– Der so vorbereitete Plastikstreifen wird nun am Nasenloch luftdicht aufgeklebt, derart, daß der Streifen die Mittellinie nicht überschreitet.
– Anschließend wird der Druckmeßschlauch auf den Kunststoffstöpsel aufgeschoben.

Neue *elastische Naseneinsätze* (Bachmann) können die Klebetechnik vielfach ersetzen.

Nach vielen Versuchen hat der abgebildete Nasenadapter befriedigt (Abb. 11). Wichtig ist die richtige Größe: Umfang etwas größer als das Nasenloch.

Das Einführen beginnt mit der Nasenspitzentasche, dann folgt die untere Nasenlochhälfte.

Fehlermöglichkeiten bei der Druckabnahme:

– Der Schlauch ist nicht dicht im Nasenloch befestigt.
– Der Schlauch ist abgeklemmt oder verlegt (manchmal bei querstehender Subluxatio).
– Ganze oder teilweise Verlegung des Mundschlauches durch Speichel bei der posterioren Methode.
  Merke: In all diesen Fällen wird Δp zu niedrig, d.h. der Strömungswiderstand fälschlich zu niedrig.
– Die Schläuche sind zu dünn. Beim Druckaufbau treten Verzögerungen ein, die Synchronizität mit $\dot{V}$ ist nicht mehr vorhanden.

Verschiedene Möglichkeiten der luftdichten Ableitung
des Druckschlauches aus der Maske

Ein besonderes Problem stellt die Gefährdung des luftdichten Abschlusses der Atemmaske durch den Druckmeßschlauch dar. Er kann auf verschiedene Weise aus der Maske heraus zum Rhinomanometer weitergeleitet werden (Abb. 12):

– Der Druckschlauch wird *unter* dem Maskenrand entlang geführt und durch die aufgesetzte Maske an die Haut gepreßt (Abb. 12a). Leider gelingt durch den dazwischen liegenden Druckschlauch nicht immer ein

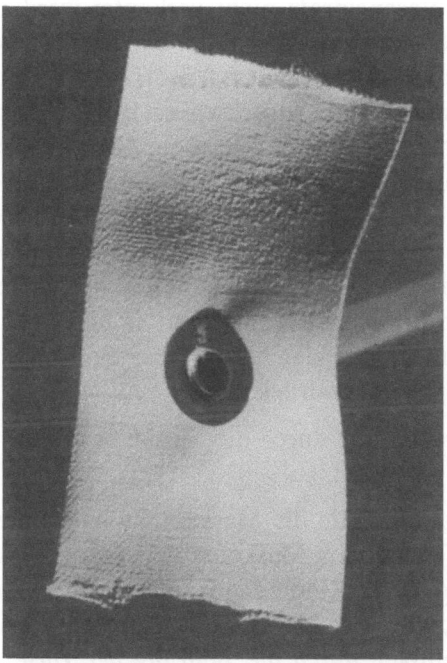

Abb. 10. Klebestreifenmethode zur anterioren Druckabnahme

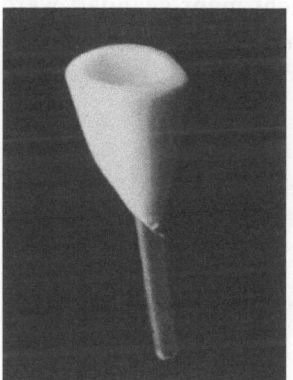

Abb. 11. Spezieller Nasenadapter zur anterioren Druckabnahme

luftdichter Abschluß der Maske. Dies muß daher sehr genau kontrolliert werden. Ferner wird beim Aufsetzen der Maske der Druckschlauch am Nasenloch häufig verschoben.

– *Innerhalb* der Maske ist der Meßschlauch fest mit einem möglichst flexiblen, etwa 20 cm langen PVC-Schlauch verbunden (Abb. 12 b). Dies gibt genügend Spielraum, den Schlauch an den Kunststoffstöpsel anzuschließen. Die Maske wird danach vorsichtig an das Gesicht angedrückt.

Dabei darf der Naseneinsatz nicht verkantet werden. Dieses Vorgehen gefährdet den luftdichten Abschluß der Maske nicht, erfordert aber manuelles Geschick und Sorgfalt.

– Der am Nasenloch fixierte Druckschlauch wird *durch* eine Bohrung in der Maske geführt (Abb. 12 c), und diese dann an das Gesicht gedrückt. Die Maskenbohrung sollte relativ weit sein, damit der Druckschlauch sich beim Andrücken der Maske nicht staucht. Anschließend muß die Maskenöffnung verschlossen werden. Dies kann auf verschiedene Weise geschehen. Einfach ist ein Gummistopfen mit seitlicher Rille. Der Druckschlauch muß in der Rille liegen, damit er nicht abgeklemmt wird. Der Verschlußstopfen enthält gleichzeitig eine Bohrung für den Abnahmeschlauch des Maskeninnendrucks.

Vorteil: Bei Durchleitung durch die Maske wird der luftdichte Abschluß der Maske nicht gefährdet.

Nachteil: Der Patient kann die Maske nicht sofort absetzen; es muß erst wieder der Stopfen aus dem Maskenkörper gezogen werden.

– Bei Verwendung einer Ringblende als Meßdüse für $\dot{V}$ kann auf den luftdichten Abschluß des Druckmeßschlauches verzichtet werden. Der Schlauch wird einfach *durch die Bohrung der Düse* geführt (Abb. 12 d) (Bachmann). Dadurch wird der Querschnitt der Lochblende verkleinert, und die Düse muß nachgeeicht werden. Der Durchmesser des Meßschlauchs darf dann nicht mehr geändert werden. *Diese Methode ist am einfachsten zu handhaben.* Ein Stauchen des Schlauches beim Anpressen

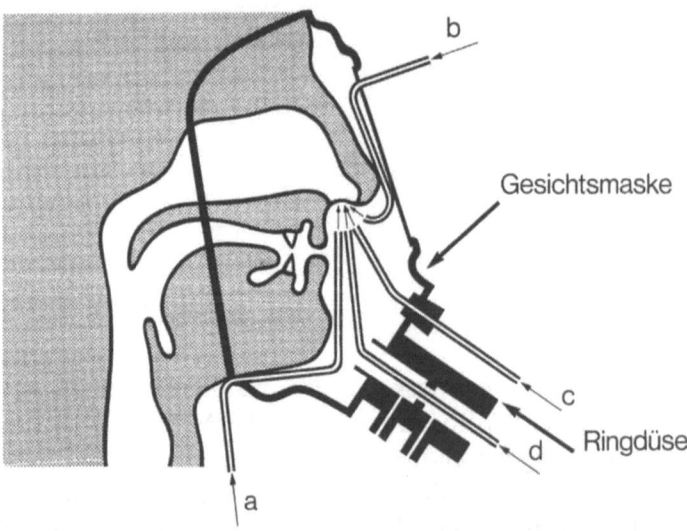

Abb. 12. Verschiedene Methoden der luftdichten Ableitung des Druckschlauches aus der Maske: **a** Unter dem Maskenrand. **b** Durch einen fest in der Maske montierten Druckschlauch. **c** Durch eine Bohrung im Maskenkörper mit Verschlußstopfen. **d** Durch die Ringdüse

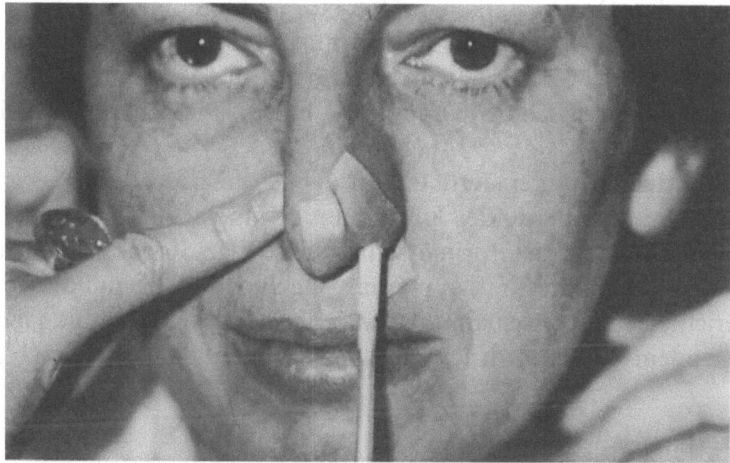

Abb. 13. Überprüfung des luftdichten Sitzes des Druckschlauches

der Maske tritt wegen der Weite der Bohrung nicht auf. Dichtungs-
probleme entfallen.

Drei grundsätzliche Kontrollen der anterioren Methode

– *Prüfung auf Durchgängigkeit* des Druckschlauches. Das gegenseitige
Nasenloch wird zugehalten und durch Blasen des Patienten der Luft-
durchtritt aus dem Schlauch geprüft.
– Kontrolle des *luftdichten Sitzes des Druckschlauches.* Zuhalten des
gegenseitigen Nasenloches und gleichzeitiger Verschluß des Druckschlauches (Abb. 13).
Durch Blasen des Patienten wird festgestellt, ob der Schlauch luftdicht
fixiert ist. Gegebenenfalls wird ein zweites Pflaster auf die Leckstelle
geklebt oder der Einsatz korrigiert.
– Prüfung auf *luftdichten Randschluß der Maske,* besonders auch an den
Durchleitungsstellen des Choanaldruckschlauches.

3. Elektro-mechanische Druckwandler

Da auch bei den Meßdüsen für $\dot{V}$ aus einer Druckdifferenz auf den
Atemstrom geschlossen wird, muß für *beide* Meßgrößen $\dot{V}$ und Δp eine
Druckdifferenz in elektrische Spannung umgewandelt werden.

Dazu werden Differenzdruckmeßumformer (elektro-mechanische Wandler, Transmitter) verwendet.

Eine Dose wird durch eine bewegliche Membran in zwei luftdichte
Hälften geteilt. In jede Hälfte wird ein Druckschlauch eingeführt. Ist auf

einer Seite der Druck stärker, wölbt er die Membran zur Gegenseite. Durch diese Wölbung entsteht in Dehnungsmeßstreifen (druckabhängige Widerstände), welche in Brückenschaltung auf die Membran geklebt sind, eine minimale elektrische Spannung (Abb. 14). Diese wird anschließend verstärkt.

Andere Meßumformer beruhen auf dem Prinzip des Differentialtransformators. Die Membrane des Umformers ist mit dem Kern eines Transformators verbunden, dem primärseitig ein 10 kHz Signal zugeführt wird. Dieses wird sekundärseitig von zwei Wicklungen abgenommen, deren gleichgerichtete Differenzspannung im Ruhestand der Membran Null ist, bei steigendem Differenzdruck durch Verschiebung des Kerns jedoch wächst.

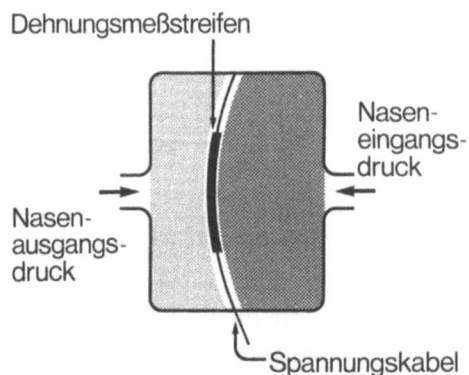

Abb. 14. Prinzip des elektro-mechanischen Druckwandlers

Die *Stabilität des Nullpunktes* der Meßdosen spielt für eine genaue Messung eine entscheidende Rolle. Man kennt 2 Nullpunkte. Die Nullpunktstabilität bei *eingeschaltetem* Gerät ist abhängig vom manuell oder automatisch durchgeführten Nullpunkt-Abgleich vor der Messung.

Der mechanische Nullpunkt bei *ausgeschaltetem* Gerät ist nur dann exakt eingestellt, wenn der Zeiger des Anzeigeinstrumentes bei ausgeschaltetem Gerät auf 0 steht.

Ein „Springen" beim Schreiben des Eichkreuzes ist ein sicheres Zeichen für einen nicht exakt eingestellten mechanischen Nullpunkt. Der Nullpunkt der Differenzdruck-Meßumformer kann sich ändern:
– durch Stoßbeanspruchung beim unsachgemäßen Transport,
– durch mutwilliges Hineinblasen und Beanspruchung über den Nennmeßbereich ($\pm$ 10 mbar) hinaus,
– durch starke Temperaturschwankungen,
– durch Alterung.

4. Verstärkung

Die von den elektro-mechanischen Wandlern ausgehenden elektrischen Signale werden elektronisch verstärkt. Die Ausgangsspannung kann dann zur Registrierung weiter verwendet werden.

5. Registrierung

Fortlaufende Schreibung

Lange Zeit wurde zur Schreibung der Meßwerte ein Zweikanalschreiber benutzt. Durch diese fortlaufende Schreibung (Papiergeschwindigkeit 5 mm/s) entstehen Kurven, wie sie Abb. 15 darstellt.

Nachteile der fortlaufenden Schreibung:
– Hoher Zeitaufwand für das Eineichen der Schreibung und das Auswerten der Kurven.
– Die getrennte Schreibung von Δp und $\dot{V}$ *zwingt* zur komplizierten Berechnung einer speziellen Meßgröße, entweder eines „linearen Widerstandsquotienten" oder eines „quadratischen Widerstandskoeffizienten", um bei anteriorer Messung den ein- und beidseitigen Nasenwiderstand errechnen zu können. Darauf wird später noch eingegangen.
– Genau lassen sich nur Maximumwerte ablesen, d. h. es wird nur ein bestimmter Kurvenbereich erfaßt.

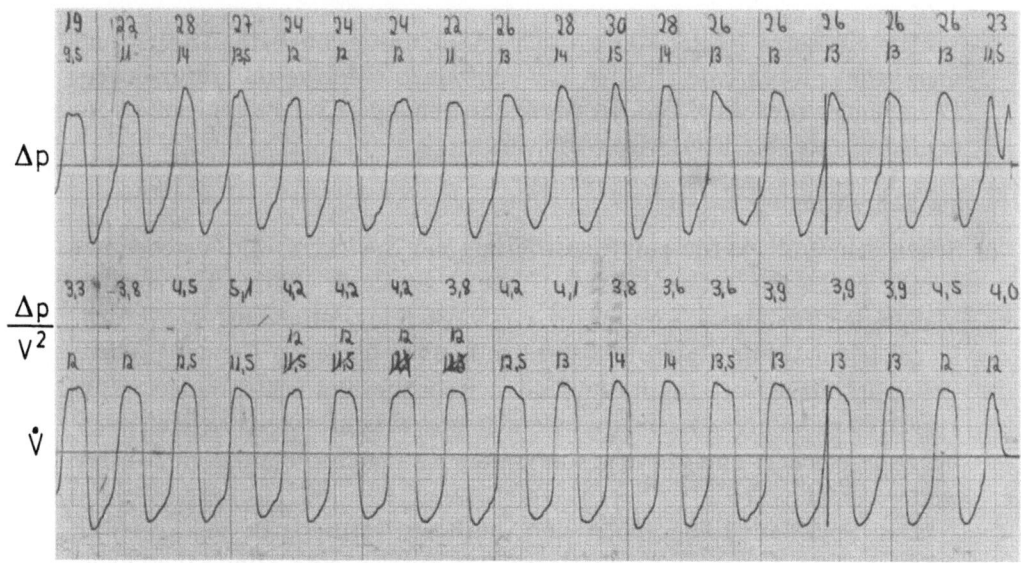

Abb. 15. Beispiel für eine fortlaufende Registrierung. Obere Kurve Δp, untere Kurve $\dot{V}$

– Ein frei gewählter Kurvenpunkt läßt sich nicht abgreifen. Zum Beispiel würde bei einem $\Delta p = 15$ mm/WS das dazugehörende $\dot{V}$ in die steil aufsteigende Flanke der Atemkurve zu liegen kommen, wodurch kein exakter Schnittpunkt· entsteht. Die Ablesung des Meßpunktes von $\dot{V}$ wird daher zu ungenau.

– Ablesefehler sind bei 2 Meßkurven (Δp und $\dot{V}$) möglich, was sich bei der Berechnung der Meßgröße auswirkt. Sie entstehen jeweils bei der Ablesung:
der Null-Linie,
der Höhe der Eichzacke (fehlerhafter Multiplikationsfaktor),
der Höhe der Meßwerte.

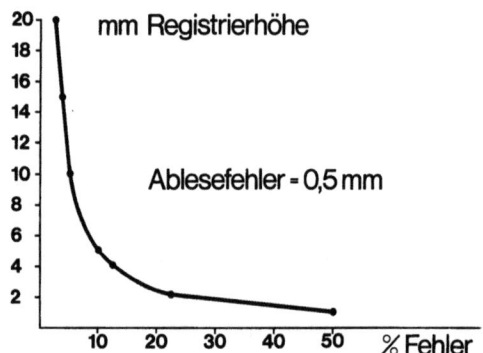

Abb. 16. Der prozentuale Fehler in Abhängigkeit von der Registrierhöhe

Die einzelnen Fehler können sich im ungünstigsten Fall addieren und merkliche prozentuale Fehler des einzelnen Meßwertes verursachen. Diese sind ferner stark von der Meßhöhe abhängig. Sie steigen rapide an, je niedriger der Meßwert wird (Abb. 16).

x-y-Schreibung

Schon sehr früh wurde zur Registrierung ein *Speicheroszilloskop* benutzt (Craig et al. 1965, Capel 1969, Coken, Guillerm 1961). Die beiden Meßgrößen Δp und $\dot{V}$ können in *x-y*-Darstellung aufgezeichnet werden. Es entstehen auf dem Schirm S-förmige Kurven für jeden Atemzug. Diese stellen im Gegensatz zur fortlaufenden Registrierung echte Widerstandskurven dar. Mehrere Atemzüge werden übereinander geschrieben, kurzfristig gespeichert und können, fotografiert auf einem Polaroidbild, ausgewertet werden.

Den Speicheroszillographen sind die heute verfügbaren *x-y-Schreiber* für praktische Zwecke weit überlegen. Sie müssen eine Mindestbeschleunigung von 2000 cm/s² besitzen, da sonst Hysteresen des Kurvenbildes entstehen. *Vorteilhaft* ist bei der *x-y*-Schreibung, daß bei *jedem* gewünschten Δp-Wert der dazugehörige $\dot{V}$-Wert unmittelbar abgegriffen werden kann. Dies vereinfacht die Auswertung und gestattet die Bestimmung von V_{bds} aus zwei anterioren Messungen auf einfache Weise, was bei der fortlaufenden Registrierung nicht möglich ist.

Schreibweise bei *x-y*-Registrierung

Man kann jeden Atemzug *getrennt* nebeneinander registrieren und einzeln auswerten.

Die *Übereinanderschreibung* mehrerer Atemzüge ist im allgemeinen zu bevorzugen. Dies ermöglicht eine graphisch gewichtete Mittelung der

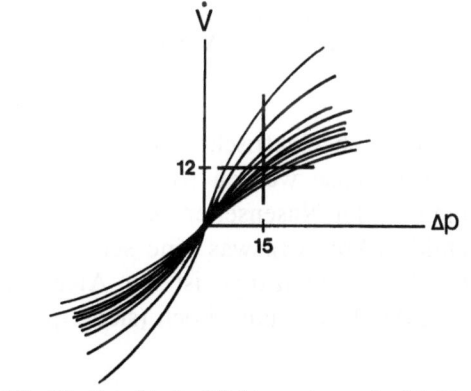

Abb. 17. Graphische Wichtung streuender Meßkurven

Registrierwerte bestimmter Kurvenpunkte und gibt außerdem ein Bild über die Streubreite (Abb. 17).

Meistens wird die Inspiration für die rechte Seite nach rechts oben, die Exspiration nach links unten registriert.

Die Atemkurven für die rechte und linke Nasenseite können getrennt nebeneinander registriert oder spiegelbildlich dargestellt werden.

Die *spiegelbildliche Darstellung* (Bachmann 1973) (Abb. 18) hat den Vorteil, den Gesamtatemstrom einfach bestimmen zu können. Ferner läßt sich der lineare Strömungswiderstand, trotz anteriorer Technik, für die beidseitige Nasenatmung ermitteln, um ihn mit der Lungenresistance zu vergleichen (S. 56).

Die Registrierung ist einfach. Auf der *x*-Achse wird Δp und auf der *y*-Achse $\dot{V}$ aufgetragen. Die Inspiration der rechten Seite wird nach rechts oben geschrieben.

Anschließend werden die Schläuche der Fleischschen Düse am Eingang zum elektro-mechanischen Wandler vertauscht. Dadurch wird die Atemkurve der linken Seite spiegelbildlich zur *x*-Achse dargestellt. Die-

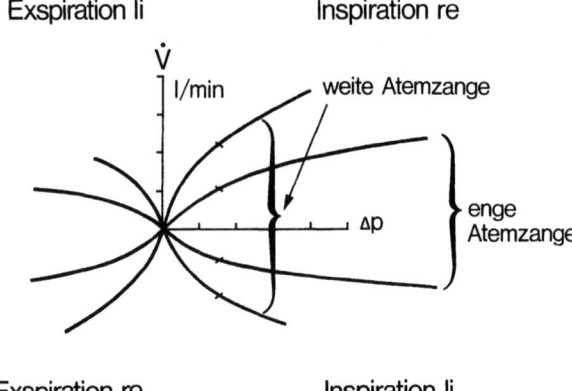

Abb. 18. Spiegelbildliche Darstellung zweier anteriorer Messungen und ihre Bewertung durch eine weite und enge Atemzange

selbe Spiegelung gelingt durch elektrische Umpolung mittels eines Konverters. *Rechts* von der *y*-Achse werden so die Inspirationen und *links* davon die Exspirationen beider Nasenseiten registriert. Insgesamt entsteht ein *zangenartiges* Gebilde (Abb. 18), was eine sehr einfache Auswertung ermöglicht. Bei weit offener Atemzange ist der Atemwiderstand gering. Bei geringer Öffnung ist der Widerstand hoch (siehe quantitative Auswertung).

6. Apparative Fehler

Der apparative Gesamtfehler liegt bei einwandfreien Geräten unter ±5%.

D. Qualitative Auswertung

I. Qualitative Auswertung bei fortlaufender Registrierung

Die normale Atemkurve kann sowohl für Δp wie für $\dot{V}$ in Anlehnung an Cottle und Enzmann wie in Abb. 19 schematisiert werden. In *pathologischen* Fällen ändern sich die einzelnen Abschnitte des Atemzyklus. Cottle (1958) bezeichnet folgende Punkte als pathologisch:
- Verlängerung des inspiratorischen Plateaus (B): Selten.
- Verlängerung des exspiratorischen Plateaus (E): Hinweis für Stenosen im hinteren Nasenabschnitt.
- Gezacktes Plateau: Hoher Atemwiderstand.
- Mid-Cycle-Rest = Plateaubildung zwischen Ex- und Inspiration (Abb. 20): Er tritt bei niedrigem $\dot{V}$ auf und verschwindet oft bei Zunahme des Widerstandes. Er kann bei länger bestehender Atembehinderung der Nase vorhanden sein und bei Herzerkrankungen mit und ohne Nasenbefund.
- Sehr hohe Δp: Häufig Behinderung im vorderen Nasenabschnitt.

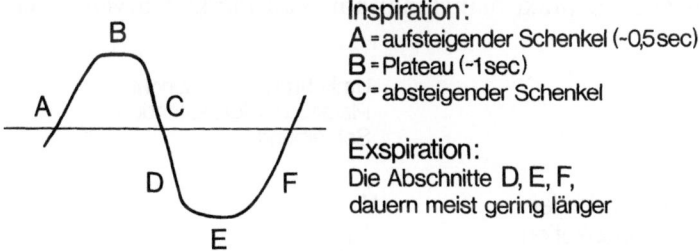

Inspiration:
A = aufsteigender Schenkel (~0,5 sec)
B = Plateau (~1 sec)
C = absteigender Schenkel

Exspiration:
Die Abschnitte D, E, F, dauern meist gering länger

Abb. 19. Einteilung der Atemkurve bei fortlaufender Schreibung

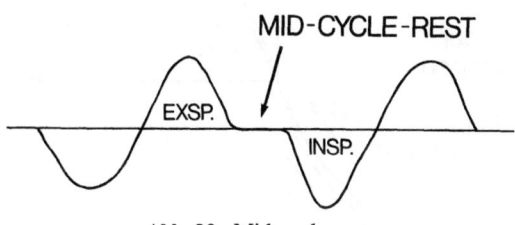

Abb. 20. Mid-cycle-rest

- Niedrige Δp: Starke Spina septi mit Irritation der Nasenschleimhaut; außerdem bei fetten oder schwächlichen Menschen mit geringer Stoffwechselaktivität.
- Atemfrequenz über 18 Atemzüge pro min: Kinder mit Atembehinderung und vergrößerten Drüsen; Erwachsene mit Lungenerkrankungen.
- Atemfrequenz unter 10: Lange bestehende Nasentraumen mit Platt-Weit-Nasen; länger bestehende Obstruktionen bei jungen Leuten.
- Unregelmäßigkeiten in Frequenz und Stärke: Bei hohen Δp. Auch bei emotionellen Störungen während des Meßvorganges.
- Atypische Kurvenformen: Ganz allgemeine Störungen im Bereich der Nase.

Auf Grund unseres eigenen Materials müssen wir aber betonen, daß diese Punkte nur hinweisende Symptome sind und für sich allein nicht genügend Aussagekraft besitzen.

II. Qualitative Auswertung bei *x*-*y*-Darstellung

Die bei der *x*-*y*-Schreibung entstehende Widerstandskurve hat normalerweise einen *gekrümmten, S-förmigen* Verlauf (Abb. 21). Zu Beginn und am Ende einer In- bzw. Exspiration (am Null-Punkt) erscheint die Kurve jedoch mehr linear. Allerdings ist dieser Bereich nur dann zu verwerten, wenn auch bei diesen geringen Atemströmen die Meßdüse linear arbeitet. Theoretisch muß jede Kurve *durch den Null-Punkt* laufen, denn ohne Atemstrom kann auch kein Differenzdruck vorhanden sein. Tatsächlich entstehen aber in praxi manchmal am Null-Punkt Kurvenabweichungen.

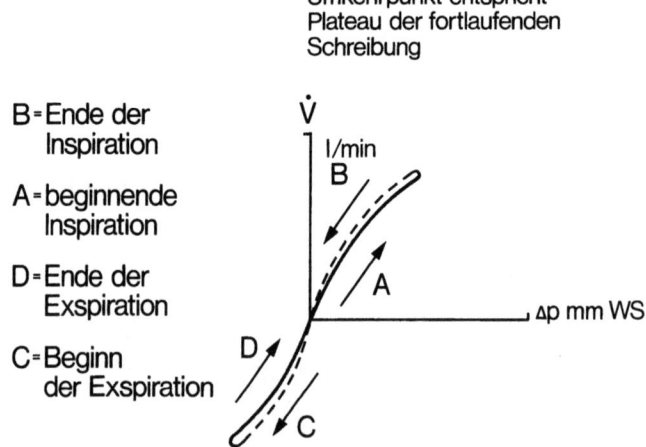

Abb. 21. Erläuterung einer in *x*-*y*-Darstellung geschriebenen Widerstandskurve

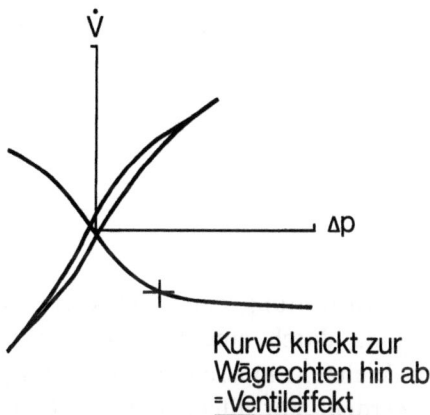

Abb. 22. *Oben:* Widerstandskurve mit Hysterese. *Unten:* Ventileffekt

Bei fehlerhafter Druckabnahme oder falscher Atemtechnik, besonders bei der posterioren Methode, sowie durch zu geringe Beschleunigung des x-y-Schreibers kommt es zu einer *Schleifenbildung* (Hysterese) der Kurve (Abb. 22).

Wir können damit eine falsche Meß- oder Atemtechnik erkennen und fehlerhafte Atemkurven verwerfen.

Je mehr sich der Atemwiderstand einer linearen Funktion zwischen $\dot{V}$ und Δp nähert, um so *gestreckter* wird die Kurve sein; die Krümmung wird geringer.

Je höher der Widerstand ist, um so mehr wird sich die Gesamtkurve zur x-Achse neigen und umgekehrt.

Sehr ruhige *glatte* Atemkurven sprechen für einen physiologischen Atemwiderstand, auch bei etwas erhöhten Werten. Steigt die Kurve am Null-Punkt zunächst ganz normal an und knickt dann etwa bei 10–15 mm/WS zur x-Achse ab, so daß ein nahezu waagerechter Verlauf entsteht, sprechen wir von einem sogenannten *Ventileffekt* (Abb. 22). Dieser tritt bei Nasenpolypen oder durch Ansaugen bei schwachen Nasenflügeln ein. Weitergehende Hinweise über Art und Lage des Atemhindernisses in der Nase können vorläufig aus pathologischen x-y-Kurven nicht gezogen werden.

E. Quantitative Auswertung

Für eine quantitative Auswertung einer Meßkurve genügt es nicht, nur ihre Form und Neigung durch eine Funktionsgleichung mathematisch exakt zu beschreiben. Vielmehr müssen klinische und praktische Erfordernisse berücksichtigt werden. Vor allem muß die Güte der Durchgängigkeit unter normalen und pathologischen Bedingungen zahlenmäßig klar zum Ausdruck kommen. Dazu ist ein Maßstab notwendig, d. h. eine Meßgröße. Im Idealfall ist dies ein Einzahlenwert, z. B. die Steigung einer Geraden oder der Beiwert einer Parabel. Leider läßt sich die aus einem linearen und einem quadratischen Anteil zusammengesetzte Meßkurve der Nase nicht durch eine einzige Maßzahl (eine individuelle Konstante) genau quantifizieren. Die Wahl einer Meßgröße erfordert daher einen Kompromiß zwischen der mathematischen Exaktheit und den klinischen Belangen.

Dies bedarf der Kenntnis:
- strömungsphysikalischer Gesetzmäßigkeiten,
- klinischer Gesichtspunkte und
- der verschiedenen Funktionszustände der Nase, da nur gleiche Funktionszustände meßtechnisch miteinander vergleichbar sind.

I. Funktionszustände der Nase

1. Die Ruheatmung. Die Mehrzahl der Messungen wird bei ruhiger normaler Atmung durchgeführt. Die Differenz der Maxima der Atemströme mehrerer Atemzüge beträgt bei ruhiger Atmung normalerweise 5, maximal 15 l/min.

2. Die willkürliche Hyperventilation. Dabei wird der Ruheatemstrom bewußt um mindestens 20% gesteigert. Spitzenwerte erreichen bis zu 200%. Im Durchschnitt kann eine Steigerung von 100% angenommen werden. Baumann und Masing (1970) beobachteten bei willkürlicher Hyperventilation keine Veränderung des Widerstandswertes, vereinzelt eine Steigerung. Wir kamen zu gegenteiligen Ergebnissen. In 66% der Fälle kam es zu einem Absinken des Widerstandswertes, in 17% blieb er gleich, in 17% stieg er an (Walter 1972).

Der Unterschied kommt dadurch zustande, daß zwei verschiedene Formen der Hyperventilation unterschieden werden müssen. Fordert man den Patienten auf, tief ein- und auszuatmen, um mehr Luft zu bekommen, dann werden normalerweise die Naseflügel tonisiert. Das Meßergebnis wird verbessert.

Fordert man dagegen den Patienten auf, nur stark hin und her zu atmen (zu schnüffeln), dann werden in der Regel die Nasenflügel angesaugt und es kommt zu einer Verschlechterung des Atemwiderstandes.

3. Hyperventilation bei ergometrischer Belastung. Je nach Größe und Dauer der geleisteten Arbeit kommt es zu einer unterschiedlichen Steigerung des Atemstroms. Im Schnitt kann man bei einer Belastung von 100 W auf dem Fahrradergometer mit einer Vergrößerung des Atemstroms um 70–80% rechnen. Es besteht Übereinstimmung (Bachmann, Broms 1980, Masing 1967, Walter 1972 u.a.), daß normalerweise immer eine Senkung des Widerstandswertes eintritt.

Ähnlich wie van Dishoeck (1937) nehmen wir an, daß diese Nasenwiderstandsregulation zentral abläuft. Zunächst erfolgt eine teilweise Schnellanpassung (bereits nach 2–4 s) durch Lumenänderungen im vorderen Nasenabschnitt (Walter); bei längerdauernder Belastung eine Abschwellung der Muscheln.

4. Künstliche Stenoseatmung bei anteriorer Messung (wichtig). Ein *posterior gemessener* und ein aus zwei einseitigen *anterioren Messungen errechneter* beidseitiger Nasenwiderstand ist *nicht* unmittelbar miteinander vergleichbar. Bei jeder anterioren Messung ist die eine Nasenseite verschlossen. Der gesamte Atemstrom muß durch die andere Nasenseite (d.h. den halben Querschnitt) ventiliert werden. Wir erhalten also eine künstliche Stenoseatmung. Diesen erhöhten Atemwiderstand versucht der Organismus auszugleichen, indem:
– die Nasenmuskulatur stärker tonisiert wird,
– das Gaumensegel erschlafft,
– die Nasenmuscheln abschwellen (bei länger dauernder Stenose).
Daraus resultiert auf der atmenden Seite ein etwas erweitertes Lumen. Dasselbe geschieht mit der anderen Nasenseite, bei Messung der Gegenseite. Damit wird das zu messende Gesamtlumen vergrößert.

Anders bei der posterioren beidseitigen Messung. Hier wird der Atemstrom gleichzeitig durch beide Nasenseiten ventiliert, d.h. durch jede Nasenseite fließt nur etwa die Hälfte des Atemstroms wie bei einer anterioren Messung. Es besteht kein Grund zur stärkeren Nasenflügeltonisierung. Bei sehr niedrigen Widerstandswerten kann sogar noch ein funktioneller Epipharynxwiderstand hinzukommen. Hier resultiert also im Vergleich zur anterioren Messung stets ein engerer Gesamtatemweg und ein zwangsläufig höherer Widerstandswert (Abb. 23).

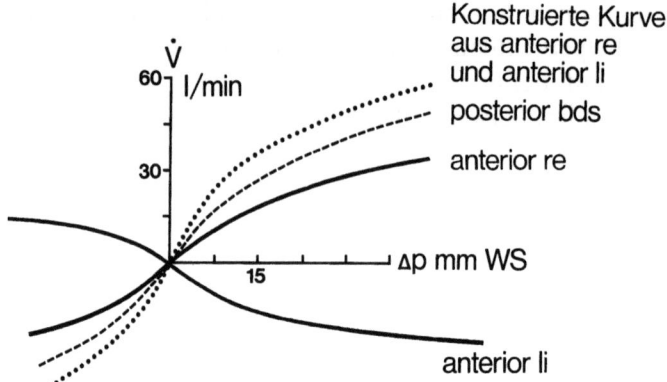

Abb. 23. Die Auswirkung des künstlichen Stenoseeffektes bei der anterioren Messung auf den beidseitigen Nasenwiderstand verglichen mit einer beidseitigen posterioren Messung

Merke: Ein errechneter beidseitiger Widerstandswert aus einseitigen anterioren Messungen ist nicht unmittelbar mit einem posterior gemessenen beidseitigen Atemwiderstand vergleichbar. Der errechnete Wert ist in der Regel besser als der gemessene. Vergleichende Messungen des Atemwiderstandes müssen stets unter gleichen Funktionsbedingungen erfolgen.

II. Strömungsphysikalische Grundlagen der quantitativen Auswertung

Die Widerstandskurve ist das Resultat strömungsphysikalischer Gesetzmäßigkeiten. Ihre Kenntnis vermittelt das Verständnis für den Zusammenhang zwischen Form und Funktion und ihrer quantitativen Wertung durch eine Meßgröße.

1. Strömungsphysikalische Grundbegriffe

Jedes Teilchen einer Strömung hat in jedem Augenblick eine in Betrag und Richtung bestimmte lineare Geschwindigkeit, gekennzeichnet durch einen Vektor.

Stromlinien* sind Linien, welche in jedem Punkt durch Anlegen einer Tangente die Richtung der augenblicklichen Strömungsgeschwindigkeit des an diesem Ort vorhandenen Teilchens anzeigen (Abb. 24).

---

* Darstellbar durch eine *Moment*aufnahme einer mit Aluminiumpulver bestreuten Flüssigkeitsströmung

*Strombahn** ist der gesamte Weg, den ein einzelnes Teilchen beim Durchströmen des Strömungsfeldes zurücklegt.

Der Weg der Luft in der Nase ist nur am Modell sichtbar zu machen. Über neuere Ergebnisse s. S. 85.

In *wirbelfreien* Strömungen bewegen sich die Teilchen nur in Längsrichtung.

Wirbel enthält eine Strömung, wenn die Teilchen auch Drehbewegungen um ihre eigene, oder andere Raumachsen ausführen (nicht gleichbedeutend mit Turbulenz).

Stationär ist die Strömung, wenn am gleichen Ort stets die gleiche Geschwindigkeit herrscht; $\dot{V}$ bleibt konstant.

Die Stromlinien fallen in diesem Fall mit den Bahnlinien zusammen.

Instationär ist eine Strömung wenn die Strömungsgeschwindigkeit am gleichen Ort ständig wechselt. $\dot{V}$ ist nicht über längere Zeit konstant.

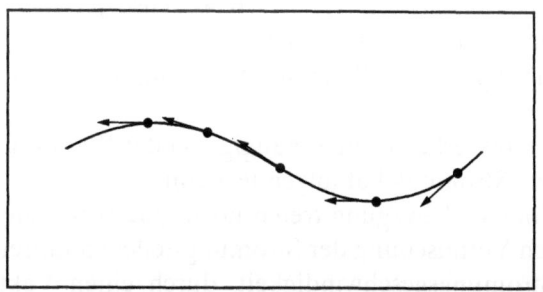

Abb. 24. Stromlinie mit eingezeichneten Tangenten, welche Stärke und Richtung der jeweiligen Strömungsgeschwindigkeit angeben

Die Strömung in der Nase ist wegen des Wechsels von der In- und Exspiration instationär. Sie kann aber für physikalische Zwecke als *quasistationär* bezeichnet werden, da sie durch einzelne stationäre Phasen in ihrem zeitlichen Ablauf beschrieben werden kann. $\dot{V}$ ändert sich also gegenüber den wesentlich schnelleren lokalen Strömungsabläufen z.B. Turbulenz relativ langsam.

2. Strömungsformen

Verschiedene Strömungsformen weisen unterschiedliche physikalische Eigenschaften auf, welche für die Größe des Strömungswiderstandes mitentscheidend sind.

---

* Darstellbar durch eine *lang* belichtete Fotoaufnahme, einer mit Aluminiumpulver bestreuten Flüssigkeitsströmung

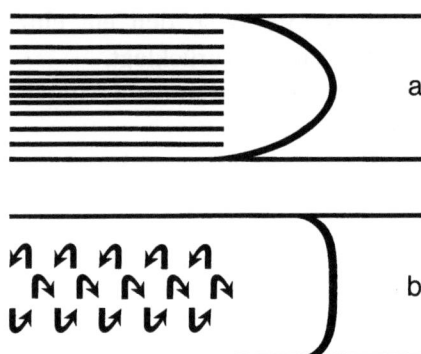

Abb. 25. Unterschiedliche Strömungsprofile der laminaren (**a**) und der turbulenten (**b**) Strömung

Die *laminare* Strömung hat folgende Kennzeichen:
- Die Teilchen bewegen sich auf zur Rohrachse parallelen Stromlinien, ohne sich miteinander zu vermischen.
- Die Geschwindigkeitsverteilung im Strömungskanal ist parabelförmig (Abb. 25 a).
- Der Rohrreibungsverlust ist unabhängig von der Wandrauhigkeit.

Die *turbulente* Strömung hat folgende Kennzeichen:
- Neben der Vorwärtsbewegung treten noch Querbewegungen auf, die zu einer ständigen Vermischung der Strömungsteilchen führen (Abb. 25 b).
- Die lokale Strömungsgeschwindigkeit, durch einen Vektor dargestellt, schwankt spontan nach Amplitude und Richtung.
- Die Geschwindigkeitsverteilung ist gleichmäßiger, d. h. abgeflachter als bei der laminaren Strömung (Abb. 25).
- Der Rohrreibungsverlust hängt im Gegensatz zur laminaren Strömung auch von der Wandrauhigkeit ab.

Der *Turbulenzgrad* ist das Maß für den turbulenten Strömungswiderstand. Er ist das Verhältnis der Geschwindigkeitsschwankungen der *Querbewegungen* zur mittleren Strömungsgeschwindigkeit der *Vorwärtsbewegung* der Teilchen. Die Strömung in der Nase wird nach Fischer ungefähr ab 9 l/min turbulent mit einem schwankenden Turbulenzgrad zwischen 10 und 20%. Diese Turbulenz ist nötig um die physiologischen Wärme- und Feuchteaustauschvorgänge an der Nasenschleimhaut zu ermöglichen. Eine wichtige Kenngröße der Turbulenz ist die Reynoldssche Zahl.

3. Kritische Reynoldssche Zahl – Turbulenzeinsatz

Bei steigender Volumenströmung erfolgt im Rohr ein plötzlicher Übergang von der laminaren- zur turbulenten Strömung. Maßgeblich für diesen

Turbulenzeinsatz ist die kritische Reynoldssche Zahl. Als dimensionslose Zahl gibt sie das Verhältnis der Beschleunigungsarbeit zur Reibungsarbeit an.

$$\text{Re} = \frac{\bar{w} \cdot L}{v}$$

Die Reynoldssche Zahl ist also verhältig:
- der Geschwindigkeit $\bar{w}$ bzw. auch $\dot{V}$ (da $\dot{V} = \bar{w}/F$),
- einer die Körpergröße bestimmenden charakteristischen Größe L (z. B. Rohrdurchmesser oder auch l/d),
- umgekehrt verhältig der kinematischen Viskosität v.

Alle Strömungen mit einer Reynoldsschen Zahl gleich oder kleiner als 2320 sind laminar. Darüber kann die Strömung noch laminar sein (bei glatten Wänden), wird aber bei kleinen Störungen turbulent und bleibt es.

Die kritische Reynoldssche Zahl 2320 gilt nur für Röhren mit rundem Querschnitt und bei stationärer Strömung. Sonst (z. B. Nase) ist diese für den Widerstand wichtige Kenngröße verschieden und kann nur experimentell bestimmt werden. Für die Nase liegt sie wenig höher als 2320.

4. Viskosität (innere Reibung von natürlichen Fluiden)

Die in der Reynoldsschen Zahl enthaltene Viskosität ist eine Folge der Kraftwirkung zwischen den Molekülen, wodurch der Verschiebung benachbarter Schichten innerer Widerstand entgegengesetzt wird. Es entstehen Druck- und Energieverluste.

Die *dynamische Viskosität* η ist eine für jedes Fluid (Luft, Wasser) typische Stoffzahl (Zähigkeitskonstante) und ein Maß für die Zähigkeit. Sie kann aus Tabellen entnommen werden. Die *kinematische* * *Zähigkeit* ist lediglich die Division der dynamischen Viskosität durch die Dichte ϱ, da dieser Quotient in Formeln häufiger vorkommt.

$$v = \eta/\varrho \; [\text{m}^2/\text{s}]$$

Ideale Gase haben keine Viskosität. Es entstehen keine Energieverluste, was die Ableitung der Bernoullischen Gleichung ermöglicht.

---

* Kinematisch, weil nur die sich aus der Bewegung ergebenden Größen, Länge und Zeit, enthalten sind

5. Energiekonstanz strömender idealer Gase (Bernoullische Gleichung)

Durch Lage, Masse und Geschwindigkeit der einzelnen Teilchen besitzt jede Strömung Energie. Bei einem *idealen* Gas (in sich reibungsfrei, d.h. keine Viskosität, inkompressibel und stationär), setzt sich diese aus Lage-, Druck- und Bewegungsenergie zusammen. In einer horizontalen Röhre entfällt die Lageenergie, da keine potentielle Energie entsteht.

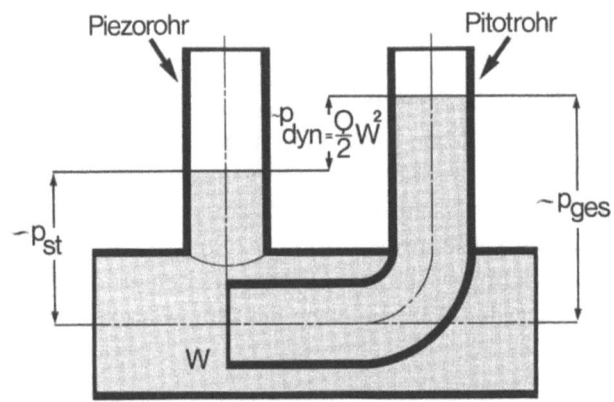

Abb. 26. Piezo-Rohr zur Messung des statischen Wanddruckes. Pitotrohr zur Messung des Staudruckes

Da nach dem Energieerhaltungssatz der Physik die Summe aller Energien immer gleich sein muß, lautet die vereinfachte Bernoullische Gleichung:

$$ p \qquad\qquad + \varrho \cdot \bar{w}^2/2 \qquad\qquad = \text{konstanter Gesamtdruck} $$

statischer Druck   dynamischer Druck
(Wanddruck)   +   (Staudruck) $= \text{konstanter Gesamtdruck}$

d.h. die Gesamtenergie bleibt gleich. Es sinkt der Wanddruck, im gleichen Maß wie der Fließdruck zunimmt (Sogwirkung an Engstellen, z.B. Ansaugen der Nasenflügel durch den Isthmus).

Bei der Rhinomanometrie werden die Differenzdrucke (Wanddrucke) verschiedener Personen miteinander verglichen. Exakt ist dies nur möglich, wenn die Druckabnahmestellen vor und hinter der Nase gleiche Querschnitte haben. Für die Choane trifft dies nicht zu. Die durch diese Größenunterschiede auf Grund des Bernoullischen Gesetzes verursachten Änderungen des Wanddrucks können vernachlässigt werden. Sie betragen etwa 1 mm/WS bei $\dot{V} = 50$ 1/min.

Der *statische* Druck (Wanddruck) in einer Rohrleitung wirkt nach allen Seiten gleichmäßig. Seine Größe wird in einem senkrecht zur Rohrleitung angeschlossenem Standrohr (Piezorohr) angezeigt, entsprechend der Δp-Messung bei der Rhinomanometrie.

Der *dynamische* Druck wirkt nur in Strömungsrichtung, meßbar an der Eintrittsöffnung eines gebogenen hakenförmigen Rohres (Pitotrohr) (Abb. 26). Er kann in der Nase nicht gemessen werden. Aus dem Verhalten strömender idealer Gase läßt sich zwanglos der Begriff des Strömungswiderstandes ableiten.

6. Energieverluste in natürlichen Fluiden

In *natürlichen* Fluiden (Gasen, Flüssigkeiten) bleibt die Gesamtenergie *nicht* konstant. Es treten Energie*verluste* durch verschiedene Komponenten ein:

- die innere Reibung,
- die Strömungsform (laminar, turbulent): Bei turbulenten Strömungen entstehen zusätzliche Mischungsverluste;
- die besondere Form und Größe des Strömungskanals: Sie verursacht spezielle Verluste, z. B. durch sich überlagernde Sekundärströmungen oder Verwirbelungen usw.

Diese Energieverluste werden in Wärme- und Schallenergie umgesetzt und sind technisch meist nicht nutzbar. *Alle Verluste an mechanischer Energie verursachen den Strömungswiderstand und äußern sich in Form von statischen Druckverlusten (Δp_v)*, weil $\dot{V}$ längs des Rohres und damit auch die dynamische Energie gleich bleibt.

Somit ist der Druck am Ende einer Strömung um Δp_v kleiner als bei einem idealen Gas. Die Bernoullische Gleichung muß also um Δp_v korrigiert werden. – Es ist die Aufgabe der Rhinomanometrie diesen Druckverlust zu bestimmen, denn Δp_v ist in Abhängigkeit vom jeweiligen $\dot{V}$ repräsentativ für den Strömungswiderstand, d. h. die Kraft, welche entgegen der Bewegungsrichtung wirkt.

7. Druckverluste in Abhängigkeit von der Form des Strömungskanals

Die Größe von Δp_v ist abhängig von der Form und Größe des Strömungskanals und der Art seiner Strömung. Δp_v errechnet sich daher aus verschiedenen, jedoch ähnlichen Gleichungen. Sie sind vor allem durch unterschiedliche Widerstandszahlen ($\lambda_1, \lambda_t, \zeta$) gekennzeichnet. Die Druckverlustgleichung des kompliziert gebauten Strömungskanals Nase versteht sich aus den Grundgleichungen typischer Strömungskanäle.

Druckverlust beim kreisrunden Rohr und laminarer Strömung

Er errechnet sich nach dem Hagen-Poiseouilleschen Gesetz:

$$\Delta p_{lam} \quad = 64/Re \quad \cdot l/d \quad \cdot \varrho \cdot \bar{w}^2/2$$

$$\frac{\text{Druckverlust}}{\text{laminar}} = \frac{\text{Rohrreibungs-}}{\text{zahl } \lambda_{lam}^*} \cdot \frac{\text{charakt. Größe}}{\text{(auch } L \text{ genannt)}} \cdot \frac{\text{Stau-}}{\text{druck}}$$

Da $Re = \bar{w} \cdot L/\nu$ und $\bar{w} = \dot{V}/F$ sowie $F = (d/2)^2 \cdot \pi$ gilt ferner:

$$p_{v,1} = \frac{128 \cdot l \cdot \varrho \cdot \nu}{d^4} \cdot \dot{V}$$

d.h. bei laminarer Strömung ist Δp_v direkt verhältig $\dot{V}$. Dies wird z. B. für Meßrohre wie die Fleischsche Düse ausgenutzt. Bei der Nase ist diese Verhältigkeit nur gültig für niedrige Atemströme.

Druckverlust beim kreisrunden Rohr und turbulenter Strömung

Beim kreisrunden Rohr und turbulenter Strömung ist die Rohrreibungs-zahl λ_t nicht wie bei der laminaren Strömung nur eine Funktion der Reynoldsschen Zahl, sondern auch der Wandbeschaffenheit. λ_t muß daher für das rauhe oder glatte Rohr experimentell bestimmt werden. Es gilt:

$$\frac{\text{Druckverlust}}{\Delta p_{turb}} = \frac{\text{Rohrreibungs-}}{\text{zahl } \lambda_{turb}} \cdot \frac{\text{charakt. Größe}}{l/d} \cdot \frac{\text{Staudruck}}{\varrho \cdot \bar{w}^2/2}$$

Ersetzt man wieder $\bar{w}$ durch $\dot{V}/F$ und F durch $(d/2)^2 \cdot \pi$, dann erhält man:

$$\Delta p_{v,t} = \lambda_t \cdot \frac{8 \cdot l \cdot \varrho}{\pi \cdot d^5} \cdot \dot{V}^2$$

Δp ist also $\dot{V}^2$ verhältig. Bei der Nase nur für höhere Atemströme zutreffend. Die Beziehung $\Delta p \sim \dot{V}^2$ liegt dem Meßprinzip des Atemstroms bei Ringdüsen zugrunde.

Proportionalität zwischen Druckabfall und Rohrdurchmesser

Vernachlässigt man die Abhängigkeit von λ vom Durchmesser d, dann ergibt sich für den Druckverlust aus den vorgenannten Gleichungen

Laminare Strömung: $\Delta p_v \sim 1/d^4$ bzw. $\Delta p_v \sim 1/F^2$
Turbulente Strömung: $\Delta p_v \sim 1/d^5$ bzw. $\Delta p_v \sim 1/F^{2,5}$

---

* Nicht zu verwechseln mit dem Widerstandskoeffizienten λ nach Masing

Für die Nase als nicht-kreisrundes Rohr muß der hydraulische Durchmesser $d_h = 4\,F/U$ (S. 73) eingesetzt werden. Wegen der laminar-turbulenten Mischströmung gilt dann näherungsweise:

$$\Delta p_{\text{lam-turb}} \sim 1/d^{4-5}$$

Diese Verhältigkeit ist der Schlüssel zum Verständnis der Isthmusfunktion (S. 89).

Druckverluste bei nicht rohrförmigen Kanälen

Düsen, Spalträume, Krümmer (Bauelemente des Nasenlumens) u.a. enthalten *zusätzliche* Verlustkomponenten. Sie entstehen z.B. durch Fliehkräfte mit Sekundärströmungen, Verwirbelungen oder Ablöseverluste usw. Der Druckverlust errechnet sich nach der *allgemeinen Widerstandsgleichung:*

$$\Delta p_v \qquad = \zeta \qquad\qquad \cdot \varrho \cdot \overline{w}^2/2$$

Druckverlust = Widerstandszahl · Staudruck

Die sogenannte Widerstandzahl ζ kann nur experimentell bestimmt werden. Sie ist im Gegensatz zu λ_t neben der Wandbeschaffenheit, sowie der Reynoldsschen Zahl auch von der Form und Größe des Strömungskanals abhängig. ζ ist für die Bauelemente der Nase nicht bekannt.

Gesamtdruckverlust bei hintereinander geschalteten Kanälen (z.B. eine Nasenseite)

Bei hintereinander geschalteten unterschiedlichen Kanalelementen (z.B. einseitiges Nasenlumen) dürfen die einzelnen ζ nur addiert werden, wenn die durch die Kombination geschaffenen neuen Zu- und Ablaufverhältnisse berücksichtigt werden. Dies ist für den aus mehreren Formelelementen zusammengesetzten Strömungskanal Nase nicht möglich. Δp_v kann so nicht nach obiger Formel errechnet, sondern nur gemessen werden.

Zwei Grundgesetze bei parallel geschalteten Kanälen (z.B. Gesamtnase)

Wie man aus Abb. 27 sieht, ist der athmosphärische Druck vor beiden Nasenlöchern gleich, ebenso der in- oder exspiratorische Druck in beiden Choanen. Deshalb ist:

$$\text{I.} \quad \Delta p_{re} = \Delta p_{li} = \Delta p_{bds}$$

Der auf jeder Nasenseite ventilierte Atemstrom V ist dagegen verschieden. So ergibt sich:

$$\text{II.} \quad \dot{V}_{re} + \dot{V}_{li} = \dot{V}_{bds}$$

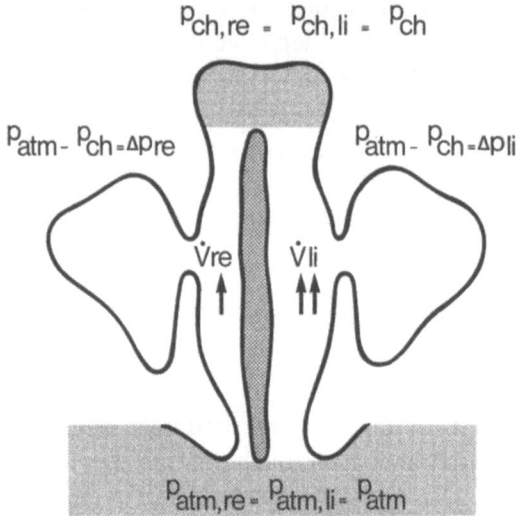

Abb. 27. Schema zur Ableitung der beiden Parallelgesetze

Die Kenntnis dieser beiden Parallelgesetze ist für das Verständnis und die Berechnung des beidseitigen Nasenwiderstands unbedingt Voraussetzung.

III. Klinische Gesichtspunkte zur quantitativen Auswertung: Welche Meßgröße ist sinnvoll?

In unserem Fall ist Resistance der im Ruhezustand ermittelte Strömungswiderstand der Nase über die ganze Respirationsphase. Einfach ausgedrückt, sagt die rhinomanometrische Meßkurve aus, wieviel Druck jeweils nötig ist, um verschieden große Mengen Luft durch die Nase zu ventilieren. Form und Neigung der Kurve entsprechen der jeweiligen Druckverlustgleichung. Sie ist abhängig von:
- der individuellen Geometrie des Strömungskanals (Größe, Form, Wandbeschaffenheit),
- der Strömungsform (laminar oder turbulent in bestimmten $\dot{V}$ Bereichen),
- der Durchflußmenge $\dot{V}$

und kennzeichnet damit auch die Güte der Durchgängigkeit. Es gilt nun, ein einfaches *Maß* zu definieren, welches zahlenmäßig die Kurvencharakteristik (Form und Neigung) hinreichend genau ausdrückt und außerdem den folgenden klinischen und praktischen Gesichtspunkten gerecht wird:
- Repräsentation der Güte der Durchgängigkeit möglichst nur durch einen Einzahlenwert, welcher aber trotzdem die gegenseitige Abhängigkeit

von Δp mit $\dot{V}$ im physiologischen Atemstrombereich hinreichend genau beschreibt,

- ausreichende Unterscheidung (Trennschärfe $\hat{=}$ Spezifity) von:
  - Form- und Größenunterschieden verschiedener Nasenlumina,
  - normaler und behinderter Durchgängigkeit,
  - Durchgängigkeitsänderungen diagnostischer-, therapeutischer- oder sonstiger Art,
- Berechnung des einseitigen Nasenwiderstandes ohne große Fehlerbreite, einfach und mit wenig Zeitaufwand,
- Berechnung des beidseitigen Nasenwiderstandes aus einseitigen Messungen ebenfalls ohne große Fehlerbreite und Zeitaufwand. Letzteres ist eine Hauptforderung, da 30–40% der Versuchspersonen die posteriore beidseitige Druckabnahme nicht korrekt handhaben können, W_{bds} also aus anterioren Messungen errechnet werden muß.
- Vergleichsmöglichkeit mit der Resistancemessung der Lunge.

1. Das Problem des Einzahlenwertes als Meßgröße des Nasenwiderstandes

Die Erfüllung dieser Bedingungen, vor allem die Forderung nach einem Einzahlenwert als Meßgröße bereitet Schwierigkeiten. Dies zeigt der Vergleich mit der Rohrströmung.

In den vorgenannten Druckverlustgleichungen für kreisrunde Rohre (S. 36) können die Rohrabmessungen und die Strömungsform als individuelle Konstante (k) zusammengefaßt werden. Δp_v variiert dann für ein bestimmtes Rohr nur in Abhängigkeit von $\dot{V}$. Dadurch ergeben sich folgende einfache Potenzfunktionen:

- Laminare Strömung: $\Delta p_v = k_l \cdot \dot{V}$
  Graphisch: Gerade mit der Steigung $k_l = \Delta p_v / \dot{V}$ (Abb. 28)
- Turbulente Strömung, rauhes Rohr: $\Delta p_v = k_{t,r} \cdot \dot{V}^2$
  Graphisch: Parabel mit Proportionalitätfaktor $k_{t,r} = \Delta p / \dot{V}^2$ (Abb. 28).

Die Größe von k bestimmt den Grad der Neigung der Kurven zur x-Achse und gibt damit ein einfaches Bild der Kurvencharakteristik und der Güte der Rohrdurchgängigkeit bzw. Rohrgröße.

Die Konstanten k_l oder k_t sind daher als Einzahlenwerte ideale Meßgrößen.

Die Frage ist, ob sich diese einfachen Potenzfunktionen der Rohrströmung (Gerade bzw. Parabel) auf die komplizierte Form der Druckverlustkurve der Nase übertragen lassen, wie dies häufig geschieht. Grundsätzlich weist jedoch die Nasenströmung abweichend von einer Rohrströmung keine Konstanz der Strömungsform, sondern einen breiten Volumenstrombereich mit Übergangsverhalten auf (Fischer 1969), d.h. eine laminar-

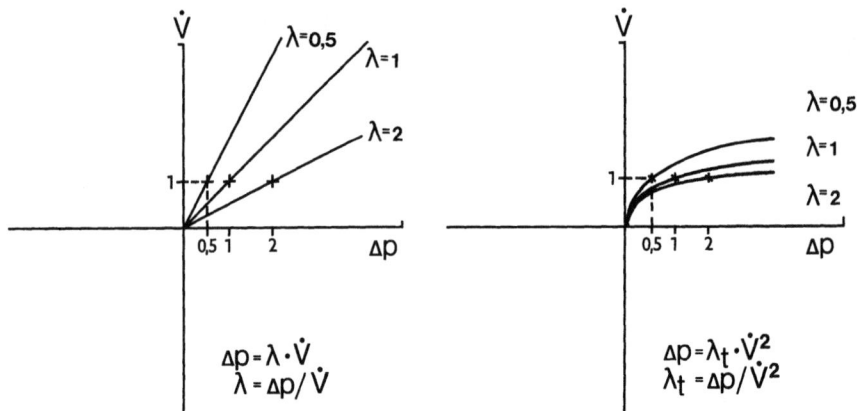

Abb. 28. *Links:* $W_{lin} = \Delta p / \dot{V}$, dargestellt durch die Steigung k verschiedener Geraden. *Rechts:* $W_Q = \Delta p / \dot{V}^2$, dargestellt durch den Beiwert k_t verschiedener Parabeln

turbulente Mischströmung. Rohrer (1915) hatte dies mit folgender Funktionsgleichung zum Ausdruck gebracht:

$$\Delta p = k_l \cdot \dot{V} + k_t \cdot \dot{V}^2$$

Danach müßten zwei Konstanten ($k_l \triangleq$ Steigung, $k_t \triangleq$ Parabelbeiwert) bestimmt werden, was in praxi nicht exakt möglich ist. Will man trotzdem aus Gründen der Praktikabilität auf einem Einzahlenwert als Meßgröße nicht verzichten, so kann dies nur durch Einbuße an Genauigkeit oder Vollständigkeit der Beschreibung der Atemkurve erreicht werden. Zwischen Genauigkeit und Praktikabilität ist also der bestmögliche Kompromiß zu finden.

2. Einzahlenwerte als Kompromißlösung für Meßgrößen des Nasenwiderstandes

Es bieten sich zwei Kompromißlösungen an:
1. Die *Gesamtkurve* wird nur *näherungsweise* beschrieben durch Errechnung:
– Eines sogenannten Widerstandsquotienten $W_{lin} = \Delta p / \dot{V}$ (Steigung einer Geraden), d.h. das quadratische Glied der Rohrerschen Gleichung wird vernachlässigt.
– Eines Widerstandskoeffizienten $W_Q^* = \Delta p / \dot{V}^2$ (Beiwert einer Parabel), d.h. das lineare Glied wird vernachlässigt.

---

* Bei Masing als λ bezeichnet, was zur Verwechslung mit der Rohrreibungszahl führen kann

Diese Lösungen sind dann vertretbar, wenn die Näherung für klinische Zwecke ausreichend ist. Sie waren allerdings für die fortlaufende Registrierung zwingend, da hier definierte Wertepaare nicht ablesbar sind.

2. Es wird lediglich ein bestimmter Kurven-*punkt* zahlenmäßig exakt beschrieben und auf die Charakterisierung der Gesamtkurve verzichtet.

Δp oder $\dot{V}$ wird also festgelegt und der dazugehörige $\dot{V}$- bzw. Δp-Wert aus der Kurve abgegriffen. Ein solcher Abgriff wurde erst mit Einführung schnell beschleunigender x-y-Schreiber möglich. Entscheidend ist ob die Angabe nur eines Kurvenpunktes die *Gesamt*kurve hinreichend genau repräsentiert.

3. Gründe für ein definiertes Wertepaar als Meßgröße

Von diesen beiden Kompromißlösungen hat sich seit Einführung der x-y-Schreibung die *Auswertung mittels eines Wertepaares durchgesetzt*. Die Gründe hierfür ergeben sich aus dem Vergleich der Vor- und Nachteile beider Lösungen.

Dem *Vorteil* der näherungsweisen Beschreibung der *Gesamt*kurve durch W_{lin} oder W_{Q} stehen folgende *Nachteile* gegenüber:

- Sowohl W_{lin} als auch W_{Q} ist bei verschiedenen $\dot{V}$ nur annähernd gleich. Deshalb sollte besonders bei vergleichenden Untersuchungen, der Widerstandswert nur aus etwa gleichen $\dot{V}$-Werten bestimmt werden.
- Durch die rechnerische Bestimmung des Strömungswiderstandes können, besonders bei W_{Q}, Ablesefehler so vervielfacht werden, daß zum Teil Gesamtfehler bis zu 30% entstehen. Der prozentuale Fehler ist stark von der Größe des Meßwertes abhängig. Je kleiner der Meßwert, um so größer der prozentuale Fehler. Die Ablesefehler überwiegen die apparativen Fehler bei weitem. Eine Durchschnittsbildung aus mehreren Meßwerten ist daher nicht zu umgehen. Dies ist zeitraubend und erfordert erhebliche Rechenarbeit.
- Nachteilig ist besonders, daß W_{bds} bei der anterioren Messung nur mit einer komplizierten Formel (S. 44) errechnet werden kann.
- Fehler von W_{re} bzw. W_{li} gehen in die Rechnung von W_{bds} ein und können nur geschätzt werden.

Dem *Nachteil* einer nur *punktförmigen* Erfassung der Atemwiderstandskurve stehen folgende *Vorteile* gegenüber:

- Die Angabe eines Wertepaares bei einem festen Parameter ist physikalisch exakt und gestattet in diesem Kurvenpunkt quantitative Vergleiche verschiedener Widerstandskurven.
- Trotz Verzichtes auf die Beschreibung der Gesamtkurve ist das Wertepaar in über 90% der Fälle repräsentativ (Abb. 31), da die Kurven zwar verschiedene Neigung aber ähnliche Form haben. Allerdings sollte auf

die optische Beurteilung der Gesamtkurve nicht verzichtet werden, um
abweichende Kurvenverläufe zu erfassen.

- Ablesefehler werden rechnerisch nicht vervielfacht. Die Streubreite ist
  daher geringer als bei Bestimmung eines Strömungswiderstandes. Sie
  liegt bei ±5–10%.
- Bei Übereinanderschreibung mehrerer Atemzüge ist die vorhandene
  Streubreite unmittelbar ersichtlich. Aus der Dichte der Meßpunkte läßt
  sich ein gewichteter Mittelwert herauslesen (S. 23).
- Die Auswertung der erhaltenen Meßkurven geschieht ohne große
  Rechenarbeit, schnell und sicher.
- Aus $\dot{V}_{re}$ und $\dot{V}_{li}$ läßt sich sofort ein Gesamt-$\dot{V}$ durch Addition bilden, da
  berücksichtigt wird, daß $\Delta p_{re} = \Delta p_{li}$ sein muß.
- Im Prinzip kann man aus einem solchen Wertepaar den linearen-oder
  den quadratischen Widerstandswert errechnen. Mehr Information wird
  dabei jedoch nicht gewonnen.
- Letztlich sind die beiden Parameter Δp und $\dot{V}$ für den Arzt anschau-
  licher als der abstrakte Widerstandsbegriff. Unter dem Atemstrom $\dot{V}$
  kann sich jeder etwas vorstellen, ebenso unter Δp die Kraft, welche
  nötig ist, um eine bestimmte Menge Luft durch die Nase zu ventilieren.

Diese zusammenfassende Gegenüberstellung macht die Entscheidung
zugunsten eines Wertepaares zur Auswertung der Meßkurven deutlich.
Für den theoretisch Interessierten werden nachfolgend die wesentlichen
Punkte (Korrelationskoeffizient, Fehlerbreite, Zeitaufwand der Auswertung) für W_{lin} und W_Q im Einzelnen dargestellt.

4. Die Eignung des linearen Widerstandsquotienten $W_{lin} = \Delta p / \dot{V}$ als Meßgröße zur Charakterisierung der Gesamtkurve

1. Die Güte der *Übereinstimmung* der Geraden W_{lin} mit der tatsächlichen
Widerstandskurve, ausgedrückt durch den Korrelationskoeffizienten* R,
ist nicht zufriedenstellend. Er liegt nur in 65% der Fälle zwischen 0,6 und
1,0 ($n = 72$ anteriore Messungen).

2. Die *Fehlerbreite und der Zeitaufwand* für die Errechnung von W_{lin}
aus Δp und $\dot{V}$ ist hoch. Die Fehlerbreite für W_{lin} (auch für W_Q) setzt sich
aus Fehlern der Apparatur (±5%), der Ablesegenauigkeit (S. 22) und
den durch die Berechnung entstehenden Vervielfachungen des abgelesenen
Fehlers zusammen. Der größte Gesamtfehler kommt zustande, wenn Δp
zu groß und $\dot{V}$ zu klein abgelesen wurde, und außerdem die Meßwerte
klein sind. Im ungünstigsten Fall können Endfehler bis zu 30% entstehen.

---

* $R = 1{,}0$ wenn die Meßwerte 100% mit dem mathematischen Modell übereinstimmen

Eine Durchschnittsbildung aus mehreren Meßwerten ist daher nicht zu umgehen. Dies bedeutet hohen Arbeitsaufwand.

3. Die *Fehlerbreite* für die Errechnung von $W_{lin,bds}$ aus W_{re} und W_{li} ist ebenfalls hoch. Der dazu nötige Zeitaufwand ist vertretbar. $W_{lin,bds}$ ergibt sich aus den beiden Parallelgesetzen:

$$\text{I. } \Delta p_{re} = \Delta p_{li} = \Delta p_{bds}; \quad \text{II. } \dot{V}_{re} + \dot{V}_{li} = \dot{V}_{bds}. \quad \text{Daher:}$$

$$W_{bds} = \frac{\Delta p_{bds}}{\dot{V}_{bds}} = \frac{\Delta p}{\dot{V}_{re} + \dot{V}_{li}}; \quad \dot{V}_{re} = \frac{\Delta p}{W_{re}} \quad \text{bzw.} \quad \dot{V}_{li} = \frac{\Delta P}{W_{li}}$$

Durch Einsetzen ergibt sich folgende Rechenformel:

$$W_{lin,bds} = \frac{W_{re} \cdot W_{li}}{W_{re} + W_{li}} \quad \text{oder} \quad \frac{1}{W_{lin,bds}} = \frac{1}{W_{li}} + \frac{1}{W_{re}}$$

Da die Durchgängigkeit $D = 1/W$, ergibt sich ferner:

$$D_{bds} = D_{re} + D_{li}$$

Diese Formeln für W_{bds} bzw. D_{bds} sind zeitlich und rechnerisch vertretbar. In die Formeln gehen die Fehler der vorher ermittelten Werte von W_{re} und W_{li} ein. Die so neu entstandene Fehlersituation ist mathematisch ungünstig, da der Meßfehler auch im Nenner auftritt.

5. Die Eignung des quadratischen Widerstandskoeffizienten $W_Q = \Delta p / \dot{V}^2$ als Meßgröße zur Charakterisierung der Gesamtkurve

1. Die *Übereinstimmung* der Parabel W_Q mit der tatsächlichen Widerstandskurve ist wie bei W_{lin} ebenfalls nicht zufriedenstellend. Der Korrelationskoeffizient R bei den gleichen 72 Patienten ergab für das quadratische Modell $W_Q = \Delta p / \dot{V}^2$ kein besseres Ergebnis als für das lineare Modell. R betrug ebenfalls nur in 65% der Fälle 0,6 bis 1,0. Trotzdem besteht kein Zweifel, daß die Form der Widerstandskurve eher einer Parabel angenähert ist wie einer Geraden, wie jede x-y-Darstellung zeigt.

Wir fanden ferner die Aussage von Fischer (1969) nicht bestätigt, daß sich trotz verschieden großer Atemströme stetes das gleiche W_Q errechnet, also konstant ist. Fischer fand im Modellversuch über einen Meßbereich von 5–50 l/min eine Standardabweichung von $\pm$ 20% für W_Q.

Bei weit über 1000 rhinomanometrischen Untersuchungen mit Berechnung des W_Q konnten wird diese Streubreite leider nicht bestätigen. Wir stellten im Gegenteil eine deutliche Abhängigkeit des W_Q von der Höhe des Atemstroms fest (Tabelle 1). In der Regel verkleinerte sich W_Q, wenn $\dot{V}$ anstieg (Reinert 1969, Bachmann 1973, Walter 1972).

Tabelle 1. W_Q errechnet bei steigenden $\dot{V}$-Werten

	Reinert $n = 77$	Walter $n = 65$	Bachmann $n = 72$
Fallendes W_Q	58%	65%	71%
Konstantes W_Q	22%	30%	18%
Steigendes W_Q	20%	5%	11%

Das Ergebnis ist besser, wenn W_Q unter Einhaltung möglichst gleicher Atemströme bestimmt wird, was nicht immer möglich ist. Z.B. können präoperativ sehr niedrige Atemstromwerte vorliegen. Postoperativ hat sich die Durchgängigkeit der Nase erheblich gebessert. Um vergleichbar zu sein, müßten postoperativ ebenfalls niedrige Atemströme geatmet werden, d.h. der Patient muß zu einer unphysiologischen, flachen Atmung angehalten werden. Aus den genannten Gründen ist W_Q innerhalb des gewählten Atemstrombereiches als Mittelwert von mindestens 10 Atemzügen zu errechnen, was erheblichen Arbeitsaufwand bedingt.

2. Die *Fehlerbreite* für die Errechnung von W_Q aus Δp und $\dot{V}$ ist hoch. Die apparativen Fehler und die Ablesegenauigkeit sind die gleichen wie für W_{lin}. Erschwerend kommt hinzu, daß diese Fehler rechnerisch noch stärker vergrößert werden können, da entsprechend $W_Q = p/\dot{V}^2$ der Atemstrom in Nenner noch quadriert wird. Im ungünstigsten Fall entstehen Gesamtfehler über 30%.

3. Die *Fehlerbreite* für die Errechnung von $W_{Q,bds}$ aus $W_{Q,re}$ und $W_{Q,li}$ liegt etwa in der gleichen Größenordnung wie bei der posterioren Meßtechnik für beidseitige Atmung. $W_{Q,bds}$ errechnet sich wieder aus den Parallelgesetzen. Daher:

$$W_{Q,\,bds} = \frac{W_{re} \cdot W_{li}}{W_{re} + W_{li} + 2 \cdot \sqrt{W_{re} \cdot W_{li}}} . \quad \text{Durch Umformung:}$$

$$\sqrt{\frac{1}{W_{bds}}} = \sqrt{\frac{1}{W_{re}}} + \sqrt{\frac{1}{W_{li}}} \quad \text{oder} \quad \frac{1}{\sqrt{W_{bds}}} = \frac{1}{\sqrt{W_{re}}} + \frac{1}{\sqrt{W_{li}}}$$

Da es sich um eine relativ komplizierte Formel handelt, bediente man sich verschiedener graphischer Rechenhilfen (Fischer, Enzmann). Durch die modernen Taschenrechner sind diese Hilfsmittel heute nicht mehr aktuell.

Der Fehler des errechneten $W_{Q,bds}$ hängt von der Genauigkeit der Mittelwerte von $W_{Q,re}$ und $W_{Q,li}$ ab, welche in die Widerstandsformel eingesetzt werden müssen.

Aus der Standardabweichung von W_{re} und W_{li} läßt sich der genaue Fehler für W_{bds} nur schwer errechnen, da W_{re} und W_{li} im Nenner und außerdem noch in einer Quadratwurzel stehen.

4. Eine grundsätzliche Frage ist, ob die aus einseitigen Messungen errechneten $W_{Q,bds}$ mit den posterior gemessenen $W_{Q,bds}$ übereinstimmen. Nach Fischer (1969) ist diese Übereinstimmung zufriedenstellend (allerdings sehr kleine Patientenzahl). Die Standardabweichung betrug $\pm 20\%$. Fischer hat bei der Errechnung von $W_{Q,bds}$ keine Rücksicht auf die in der Regel unterschiedlichen maximalen Atemströme pro Atemzug bei anteriorem bzw. posteriorem Vorgehen genommen.

Bei 121 Versuchspersonen kamen wir bei gleichem Vorgehen zu einem wesentlich schlechteren Resultat (Neff 1972). Die Abweichung des Rechenwertes betrug:
- In 79% der Fälle mehr als $\pm 20\%$ vom gemessenen Wert.
- In 49% der Fälle mehr als $\pm 40\%$.

Im allgemeinen, ungefähr 80% der Fälle, war das gerechnete W_{bds} kleiner als das gemessene W_{bds}.

Die Erklärung ergibt sich aus dem unterschiedlichen Funktionszustand der Nase bei der anterioren Messung (künstliche Stenoseatmung bei kompensatorischer Erweiterung, S. 29) und bei der beidseitigen posterioren Messung. Der rechnerische Gesamtwert $W_{Q,bds}$ kann sich also erheblich vom posterior gemessenen $W_{Q,bds}$ unterscheiden. Dieser Unterschied ist wesentlich kleiner, wenn W_{li} und W_{re} ungefähr die gleichen Atemströme zugrunde liegen, wie sie bei der posterioren Technik ventiliert werden (Neff). Dies ist nicht immer möglich (S. 44).

6. Angabe eines bestimmten Kurvenpunktes durch ein Wertepaar ($\dot{V}$, Δp) als Meßgröße

Die Einführung schnell beschleunigender x-y-Schreiber ermöglichte die sofortige Registrierung einer physikalisch exakten Atemwiderstandskurve. Zur quantitativen Auswertung lassen sich, im Gegensatz zur fortlaufenden Registrierung, an jedem beliebig festgelegten Kurvenpunkt zusammenhängende Meßpaare abgreifen. Damit können viele der mit einer Errechnung eines Strömungswiderstandes verbundenen Nachteile vermieden werden.

Ein Wertepaar bedeutet Verzicht auf eine Beschreibung der Gesamtwiderstandskurve. Dies ist vertretbar, weil nur in wenigen Fällen die verschiedenen Widerstandskurven abweichende Grundformen haben (Abb. 29).

Diese Fälle sind kurvenmäßig sofort erkennbar. Deshalb sollte bei einer Punktauswertung auf die Schreibung der Gesamtkurve nicht ver-

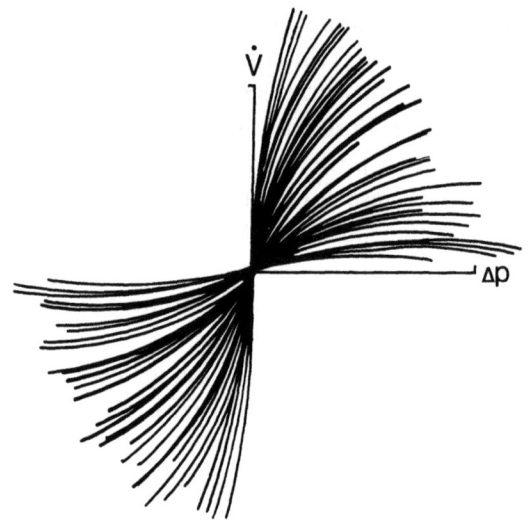

Abb. 29. Kurvenschar von 35 verschiedenen Atemwiderständen. Trotz unterschiedlicher Neigung haben die Kurven gleiche Form, nur in Einzelfällen schneiden sie sich

zichtet werden. Die rein digitale Anzeige eines bestimmten Meßpunktes ist daher nur für besondere Zwecke statthaft (z. B. Provokationstest).

Zu entscheiden ist die Frage, ob man $\dot{V}$ oder Δp als Fixpunkt festlegen soll.

Wertepaar mit festgelegtem $\dot{V}$

In der Lungenphysiologie wird normalerweise $\dot{V}$ mit 1 l/s (60 l/min) festgelegt und das dazugehörige Δp angegeben. Es war naheliegend dieses Vorgehen auch für die Rhinomanometrie anzuwenden. Dies ist jedoch nicht zweckmäßig, da für die Bestimmung von W_{bds} die Gesetze der Parallel-Schaltung ($\Delta p_{re} = \Delta p_{li} = \Delta p_{bds}$; $\dot{V}_{re} + \dot{V}_{li} = \dot{V}_{bds}$) erfüllt sein müssen. Es ist aber schwierig bei einseitigen anterioren Messungen jene $\dot{V}$-Werte zu finden, welche addiert zusammen exakt 60 l/min ergeben und für die gleichzeitig $\Delta p_{re} = \Delta p_{li}$. Lediglich die spiegelbildliche Darstellung ermöglicht eine solche Auswertung bei festgelegtem $\dot{V}$ (Abb. 34). Außerdem wird bei schlechter Durchgängigkeit der Nase oft ein Wert von 60 l/min beiderseits nicht erreicht.

Wertepaar mit festgelegtem Δp

Aus diesen Gründen hat man sich überwiegend für ein festgelegtes Δp und das dazugehörige $\dot{V}$ als repräsentatives Wertepaar entschieden. Um größenordnungsmäßig bei normal durchgängigen Nasen etwa in die Nähe der bei den Lungenphysiologen verwendeten Meßwerte zu kommen ($\dot{V}_{bds} = 60$ l/min) hat es sich als zweckmäßig erwiesen, für Δp stets einen Wert von 15 mm/WS (oder 20 mm/WS) als Fixpunkt zu nehmen.

Dieser Bereich erscheint weiterhin deswegen sinnvoll, weil normalerweise die Widerstandskurve hier in den mehr quadratischen Anteil übergeht. Ferner ist bei diesen Δp-Werten fast immer, auch bei posteriorer Messung und guter Durchgängigkeit, ein Schnittpunkt mit der Widerstandskurve gegeben.

Klinischer Wert der Punktauswertung

Die wichtigste Frage lautet: Wie weit deckt sich das rhinomanometrische Ergebnis mit der Anamnese und dem inspektorischen Befund und gibt so ein Bild von der Güte der Durchgängigkeit?

In einer Untersuchung zusammen mit Nieder (1980) ergab sich bei 117 Patienten und einheitlichem Funktionsmaßstab* für Anamnese (A), inspektorischem Befund (I) und Rhinomanometrie (RM):

In 34% eine sofortige Übereinstimmung zwischen A, I und RM.

In 41% zwang eine Diskrepanz mit der RM zu einer Überprüfung von A und I und deckte hier eine Fehlbeurteilung auf, deren Korrektur dann zur Übereinstimmung führte.

In 15,5% bestand eine Kongruenz der RM entweder mit der A (4,5%) oder dem I (11%).

In 5% deckte sich die A mit dem I, aber beide nicht mit der RM.

In 4,5% war R ≠ A ≠ I. Dies blieben auch klinisch unklare Fälle.

Die Rhinomanometrie, quantitativ repräsentiert durch ein Wertepaar ($\dot{V}$ bei $\Delta p = 15$ mm/WS) erwies sich damit als ein äußerst zuverlässiges Kriterium zur Beurteilung der Durchgängigkeit der Nase.

7. Andere, weniger gebräuchliche Auswertungsverfahren

Neben diesen Auswertungsformen, Strömungswiderstand und Wertepaar haben andere Möglichkeiten keine größere Verbreitung gefunden, wenngleich sie für spezielle Fragestellungen ihren Wert besitzen.

- Schumann (1973) bestimmt den Strömungswiderstand W_{lin} aus der Steigung einer Geraden zwischen der in- und exspiratorischen Strömung von 0,5 l/s. Legt man im Null-Punkt eine Tangente an das Druckströmungsdiagramm ist durch Übergang in die Turbulenz der quadratische Anteil der erzielten Widerstände bei 0,5 l/s leicht zu erkennen (Abb. 30).

- Daele u.a. legen die Formel $W = \Delta p / \dot{V}^n$ zugrunde ($n = 1$ bei linearer, $n = 2$ bei turbulenter, n zwischen 1 und 2 bei gemischter Strömung). Δp und $\dot{V}$ werden in einem logarithmischen x-y-Diagramm registriert. Die Atemkurve ergibt dann eine Gerade deren Steigung n entspricht. Der

---

* Nicht-, gering-, mittel-, hochgradig behinderte Nasenatmung

Widerstand wird durch den Δp-Wert bei einem Flow von 1 l/s (ebenfalls W_{lin}) angegeben.

Fischer (1969) hat die Größe des Exponenten n für differierende Nasenmodelle untersucht. Es ergab sich Tabelle 2. Trotz beträchtlich differierender Nasenformen waren also die Unterschiede der Exponenten erstaunlich gering. Die Bestimmung eines „Exponenten n" ist somit für die quantitative Charakterisierung einer Nasenform nicht geeignet.

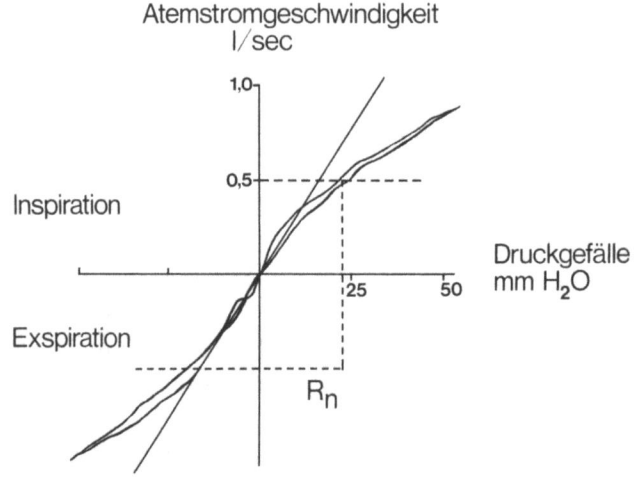

Abb. 30. Auswertung einer Widerstandskurve nach Schumann. R_n entspricht Δp bei einem $\dot{V}$ von 1 l/s (0,5 Inspiration + 0,5 Exspiration). – Die eingezeichnete Gerade verdeutlicht den laminaren Bereich der Strömung. Die Differenz von Δp zwischen der Geraden und der Atemkurve bei 0,5 l/s entspricht dem turbulenten Bereich der Strömung

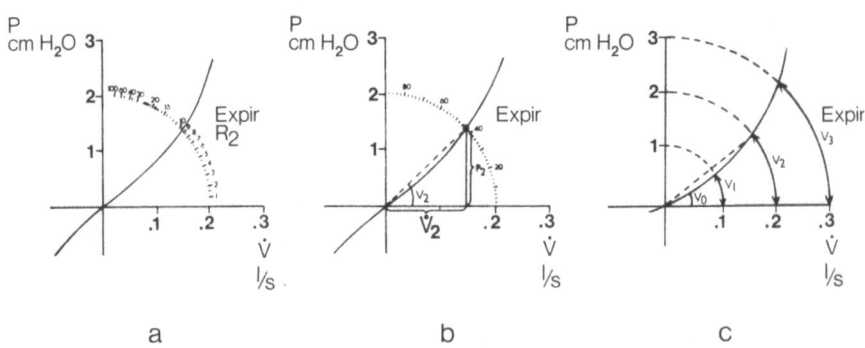

Abb. 31a–c. Auswertung der Widerstandskurve nach Broms mit Hilfe von Polarkoordinaten. **a** Klinisches Modell. Die logarithmische Kreisteilung gibt unmittelbar den linearen Widerstand an. **b** Statistisches Modell. Die Steigung der gestrichelten Geraden dient als Meßgröße. **c** Mathematisches Modell zur Berechnung des beidseitigen Widerstandes mit Hilfe einer programmierten Rechenformel

Tabelle 2. Der mittlere Exponent n des Potenzansatzes $\Delta p = k \cdot \dot{V}^{\bar{n}}$ für den Volumenstrombereich 3 . . . 30 l/min für verschiedene Nasenmodelle

Nasenmodell	Exponent n		
	Einatmung	Ausatmung	Mittelwert
Normalnase	1,87	1,87	1,87
dto., erweitertes limen nasi	1,78	1,78	1,78
atrophische Nase	1,85	1,80	1,82
hypertrophische Nase	1,86	1,86	1,86
erweiterter unterer Nasenteil	1,92	2,00	1,96
Stupsnase	1,76	1,81	1,79
Hakennase	1,85	1,93	1,89

Mittelwert für $n = 1,852$
Variationsbereich 1,76 . . . 2,0

– Jonson, Broms und Lamm (zitiert bei Broms 1980) haben 1978 eine Auswertung publiziert bei welcher die $\Delta p / \dot{V}$-Kurve in einem zweidimensionalen Koordinatensystem mit polaren Koordinaten (Abb. 31) zur Darstellung kommt. Dies eröffnet 3 Möglichkeiten:

Für *klinische* Zwecke (Abb. 31a) wird der lineare Widerstand als repräsentativ angegeben. Dieser errechnet sich aus den Kreiskoordinaten des Schnittpunktes der Atemkurve mit einem Kreis ($r = 0,2$ l/s bzw. $\Delta p = 20$ mm/WS) und kann auf der logarithmischen Kreisskale direkt abgelesen werden.

Für *statistische* Zwecke wird der Winkel zwischen einer Geraden (Null-Punkt, Schnittpunkt Kreis-Atemkurve) und der x-Achse als repräsentativ verwendet (Abb. 31b).

Für *mathematische* Zwecke wird die Widerstandskurve als veränderlicher Winkel mit zugehörigem Radius angegeben, entsprechend der Formel:

$$v_r = v_0 + c$$

$v_r = $ Winkel bei Radius r

$v_0 = $ Winkel zwischen Kurve und x-Achse am Null-Punkt.

$c \ \ = $ Konstante, welche die Krümmung der Kurve ausdrückt.

v_0 und c werden mit Hilfe eines programmierten Taschenrechners aus 3 Kreiskoordinaten errechnet (Abb. 31c). Letztere Auswertung dient vor allem der Ermittlung des beidseitigen Nasenwiderstandes bei $\dot{V} = 0,2$ l/s aus einseitigen anterioren Messungen.

Anmerkung: Der *Vorteil* dieser Auswertung liegt darin, daß alle Kurven mit dem Kreis $\dot{V} = 0,2$ l/s einen Schnittpunkt aufweisen. Dies ist in einem Teil der Fälle bei einer Parallelen zur Δp Achse zwecks Erstellung eines

Werte-Paares bei konstantem $\dot{V} = 0,2$ l/s nicht der Fall. Wählt man dagegen ein konstantes $\Delta p = 15$ mm/WS als Fixpunkt und bestimmt das dazugehörige $\dot{V}$, dann ist dieses Problem fast nie vorhanden.

Nachteile dieser Methode sind meines Erachtens:

- Erstellung eines linearen Widerstandsquotienten bei völlig verschiedenen Ausgangswerten von Δp und $\dot{V}$ je nach Neigung der Kurven. So wird einmal W eines überwiegend laminaren Bereiches (niedriges $\dot{V}$) ein anderes Mal mit einem W eines überwiegend turbulenten Bereiches (hohes $\dot{V}$) verglichen.
- Das Prinzip der Parallel-Schaltung ($\Delta p_{re} = \Delta p_{li} = \Delta p_{bds}$; $\dot{V}_{bds} = \dot{V}_{re} + \dot{V}_{li}$) ist nicht mehr unmittelbar erkennbar. W_{bds} muß daher erst mit Hilfe eines Rechners ermittelt werden.

F. Zusammenfassung des Meßvorganges und der Auswertung von Widerstandskurven

I. x-y-Darstellung

1. Apparative Vorbereitung

- Bei *aus*geschaltetem Gerät prüfen ob Nullpunkt „mechanisch Null', d.h. ob Zeiger auf 0 steht. Wenn nicht, muß Gerät nachjustiert werden.
- Gerät 5 min vor der Messung einschalten (sonst Null-Punkt im *Betrieb* instabil).
- Null-Punkt bei eingeschaltetem Gerät justieren (neuerdings automatisch).
- Eichkreuz schreiben: $\dot{V}$ auf y-Achse, Δp auf der x-Achse. Dies geschieht durch Drücken der entsprechenden Eichtasten; bei den neuesten Geräten automatisch ($\Delta p = 50$ mm/WS $\hat{=} 50$ mm Papier. $\dot{V} = 60$ l/min $\hat{=} 60$ mm Papier).
- Schreibrichtung kontrollieren. *Rechte* Nasenseite: Inspiration nach oben rechts. Exspiration nach unten links. *Linke* Nasenseite: Inspiration nach unten rechts. Exspiration nach oben links.

2. Anteriore Messung

Vorbereitung des Patienten

- Nase ausschneuzen lassen.
- Möglichst immer die rechte Seite zuerst messen.
  Dazu in der linken Nasenseite Druckschlauch luftdicht befestigen (s. S. 16).
- Überprüfen des nasalen Druckschlauches auf Durchgängigkeit und luftdichten Sitz (Nebenluft täuscht zu gute Durchgängigkeit vor). Anschließen des Druckschlauches innerhalb der Maske.
- Andrücken der Atemmaske mit Meßrohr für $\dot{V}$.
- Unbedingt auf dichten Sitz der Maske achten (Nebenluft von $\dot{V}$ häufigster Meßfehler; gibt zu schlechte Durchgängigkeit).
- Druckschlauch je nach Gerätetyp luftdicht an Maske fixieren, bzw. aus der Maske herausleiten.

Meßablauf

- Patient mit geschlossenem (!) Mund durch die offene Nasenseite atmen lassen.
- Schreibung einschalten.
- 5–6 Atemzüge übereinander schreiben.
- Messung für die linke Nasenseite in gleicher Weise wiederholen.
- Bei spiegelbildlicher Darstellung vorher durch Umwechseln der $\dot{V}$-Schläuche oder durch Schaltung des Converters die Inspiration für den Atemstrom nach unten registrieren.

3. Auswertung der anterioren Meßkurven

- Bei $\Delta p = 15$ mm/WS Parallele zur $\dot{V}$-Achse zeichnen.
- Schnittpunkte dieser Geraden mit der Meßkurve linke- bzw. rechte Nasenseite „graphisch gewichtet" mitteln (S. 23).
- Die erhaltenen Meßwerte für $\dot{V}_{re}$ und $\dot{V}_{li}$ mit Eichfaktor multiplizieren (wenn ein solcher gegeben).
- $\dot{V}_{bds}$ durch Addition von $\dot{V}_{re}$ und $\dot{V}_{li}$ errechnen.

4. Posteriore Methode

- Den Druckschlauch für den Choanaldruck zwanglos im Mund halten lassen.
- Kontrolle, ob dies richtig geschieht. Sicher nur erkennbar bei der x-y-Darstellung. Die Atemkurven haben bei fehlerhafter Atmung eine Hysterese.
- Weiteres Vorgehen wie bei der anterioren Messung.
- Zunächst Messung des beidseitigen Nasenwiderstandes (Mund geschlossen, Atmung durch beide Nasenseiten).
- Messung des einseitigen Nasenwiderstandes durch Verkleben eines Nasenloches mit Leukoplast.
- Auswertung wie bei anteriorer Messung: Bestimmung von $\dot{V}$ bei $\Delta p = 15$ mm/WS.

II. Fortlaufende Registrierung

Δp und $\dot{V}$ werden auf zwei getrennten Kanälen registriert.
- Null-Linie schreiben.
- Eichmarken für Δp und $\dot{V}$ registrieren.

- Befestigen des Druckschlauches für Δp bzw. der Maske für $\dot{V}$ in der gleichen Weise wie bei anteriorer und posteriorer Technik.
- Für die Messung werden etwa 10 Atemzüge aufgezeichnet.
- Die Maxima der Inspiration von Δp und $\dot{V}$ werden bestimmt und mit dem jeweiligen Eichfaktor multipliziert.
- Von etwa 10 Atemzügen wird W_{lin} oder W_Q entsprechend der Formel berechnet und der Durchschnitt gebildet.
- Bestimmung von $W_{Q, bds}$. Dazu wird W_{re} und W_{li} in die Formel für $W_{Q, bds}$ eingesetzt und mit der Rechenhilfe ausgerechnet.

G. Anhang

I. Die Bestimmung von $W_{lin,\,bds}$ mit Hilfe der Subtraktionsmethode

Es wäre sowohl für den Pulmologen als auch für den HNO-Arzt interessant, in einem Meßvorgang den Lungen- und Nasenwiderstand feststellen zu können. Dies würde eine Beurteilung des Zusammenspiels Nase – Lunge gestatten.

Gerade in dieser Hinsicht liegen noch viele Fragen offen vor uns. Eine Möglichkeit dazu ist das Subtraktionsverfahren.

Das Prinzip besteht darin, zunächst den Gesamtwiderstand $\Delta p/\dot{V}$ vom Naseneingang bis zur Alveole zu messen und anschließend den alleinigen Lungenwiderstand (Mund-Alveole). Dann werden beide Werte subtrahiert. Die Differenz stellt den linearen Nasenwiderstand W_{lin} dar.

Für das Subtraktionsverfahren eignet sich:

– die Bodyplethysmographie (BP) (Nolte 1972, Schumann 1969),
– die partielle Verschlußplethysmographie nach Dirnagl (DVP) (Schumann 1969).

Bei der *Bodyplethysmographie* wird der Patient in eine geschlossene Kabine gesetzt. Aus den Druckschwankungen des Kammerdruckes kann man auf den Alveolardruck rückschließen. Der Atemstrom wird mit einem Pneumotachographen gemessen. Registriert wird ebenfalls mit einem *x-y*-Schreiber.

Ähnlich wie bei der Rhinomanometrie wird für jeden Atemzug Δp und $\dot{V}$ aufgezeichnet.

Bei der *Dirnaglschen Methode* atmet der Patient durch eine Maske spontan ein und aus. Der Atemstrom wird über eine Meßdüse bestimmt und registriert. In kurzen Zeitabständen wird nun der Eigenwiderstand dieser Düse durch ein Magnetventil oder eine rotierende Siebscheibe schlagartig, kurzfristig verändert. Dadurch ändert sich der Atemstrom abrupt, indem er sich dem neuen Gesamtwiderstand anpaßt.

Aus dem $\dot{V}$-Ausgangswert beim Öffnen des Ventils und der Größe des angepaßten $\dot{V}$ beim Schließen des Ventils (Abb. 32) wird dann, allerdings mit Hilfe einer komplizierten Rechnung, der Atemwiderstand $W = \Delta p/\dot{V}$ bestimmt. Diese Methode wurde vor allem von Schumann klinisch erprobt.

Kritisches zur Subtraktionsmethode

Gegner der Subtraktionsmethode erheben folgende Einwände:

- Der Lungenwiderstand ist ein sogenannter komplexer Widerstand, welcher sich nicht additiv sondern vektoriell aus einem elastischen und einem viskösen Anteil zusammensetzt (Abb. 33). Der Nasenwiderstand besitzt praktisch keine elastische Komponente. Er addiert sich vermutlich ebenfalls vektoriell zum Lungenwiderstand, worauf Fischer (1969) hingewiesen hat.
Eine einfache Subtraktion ist daher nicht ohne weiteres möglich.

- Eine gegenseitige Beeinflussung von Nasen- und Lungenwiderstand ist sicher, bisher jedoch nicht genügend experimentell abgeklärt. Bei der Bestimmung der Resistance der Lunge wird die Nase ausgeschaltet (immerhin etwa 50% des Gesamtwiderstandes) und so ein unphysiologischer Zustand geschaffen.

- Nase und Lunge zeigen physikalisch ein unterschiedliches Widerstandsverhalten. Die Widerstandskurve der Nase gleicht mehr einer Parabel, während der Lungenwiderstand eher einer Geraden angenähert ist. Unterstellt man für den Gesamtwiderstand eine einfache Addition der Teil-

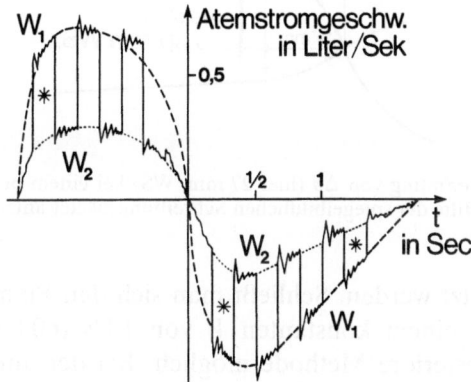

Abb. 32. Bestimmung des Atemwiderstandes mit Hilfe der partiellen Verschlußplethysmographie nach Dirnagl (nach Schumann). Durch kurzfristige Änderung des Eigenwiderstandes der Meßdüse entstehen zackenförmige Änderungen des Atemstroms deren Höhe zur Berechnung des Atemwiderstandes dienen

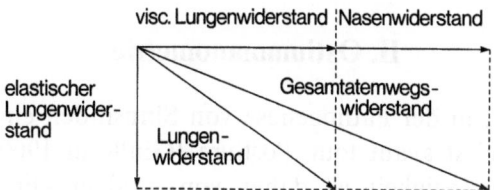

Abb. 33. Der Gesamtatemwegswiderstand als Resultante viscöser und elastischer Widerstände

widerstände, so resultiert eine Widerstandskurve, welche ebenfalls eine Krümmung aufweist. Die übliche Auswertung wie bei den Resistance-Kurven der Lunge ist daher nur mit Vorbehalt möglich.

– Physikalisch direkte Meßmethoden sind immer genauer, da keine Fehler des anderen Meßwertes mitverwertet werden.

Leider sind bis heute zuverlässige Vergleichsuntersuchungen zwischen Lungen- und Nasenwiderstand nur von wenigen Autoren mit verschiedener Technik durchgeführt worden (Schumann 1969, Ogura 1965, Enzmann 1970).

Zusammenfassung

Das Subtraktionsverfahren hat bisher zur Bestimmung des Nasenwiderstandes keine Verbreitung erfahren, da es zu aufwendig ist. Häufiger ist der Fall, daß direkt gemessene Nasen- und Lungenwiderstände vorliegen. Um sie miteinander zu vergleichen, müssen gleiche Meßgrößen für beide

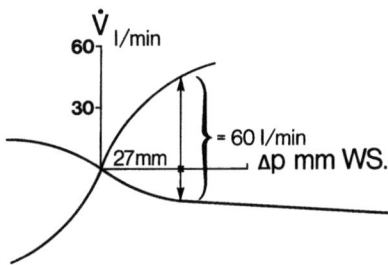

Abb. 34. Einfache Bestimmung von Δp (hier 27 mm/WS) bei einem beidseitigen Atemstrom von 60 l/min mit Hilfe der spiegelbildlichen Schreibung zweier anteriorer Messungen

Widerstände benützt werden. Schließt man sich den Pulmologen an, dann muß man Δp bei einem konstanten $\dot{V}$ von 1 l/s (60 l/min) bestimmen. Dies ist für die posteriore Methode möglich. Bei der anterioren Methode gelingt es auf einfache Weise nur mit der spiegelbildlichen Schreibung (Abb. 34). Man „fährt" mit einem Maßstab $\hat{=}$ 60 l/min senkrecht zur x-Achse in die Atemzange hinein. Am Schnittpunkt mit den beiden Kurven kann dann für 60 l/min das dazugehörige Δp abgelesen werden.

II. Ostiummanometrie

Das Ostium spielt in der Pathogenese von Sinusitiden eine entscheidende Rolle. Le sinus, c'est avant tout, l'ostium (Giullerm 1960). Die Kenntnis der Ostiumdurchgängigkeit ist daher von großem klinischen Interesse. Man unterscheidet:

- Ein respiratorisch normal durchgängiges Ostium.
- Ein sowohl bei der In- als auch Exspiration teilweise behindertes oder völlig blockiertes Ostium.
- Ein *nur* bei der Inspiration oder *nur* bei der Exspiration behindertes Ostium, d. h. eine antrale oder nasale *Ventil*stenose.

1. Die Apparatur

Die Prüfung der Ostiumdurchgängigkeit läßt sich mit Hilfe der Rhinomanometrie in eleganter Weise durchführen.

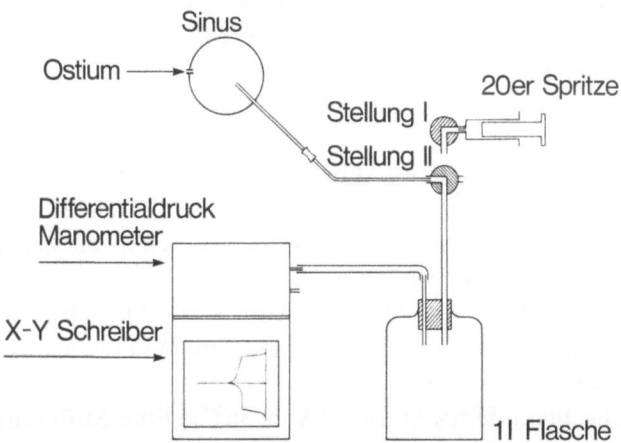

Abb. 35. Schema der Meßanordnung zur Ostium-Manometrie der Kieferhöhle

Benötigt wird eine Glasflasche (1 l), ein Zwei-Wege-Hahn, eine 20er Spritze, ein Verbindungsschlauch zum Differenzdruckmanometer und zur Kieferhöhlenpunktionskanüle, sowie ein x-y-Schreiber mit Zeitablenkung. Die Meßanordnung zeigt Abb. 35.

2. Meßvorgang

- Mittels der 20er Spritze wird in der Flasche ein Unterdruck erzeugt. Dieser wird auf der x-Achse des Schreibers nach rechts registriert (Abb. 36).
- Start der Zeitablenkung der y-Achse (2,5 s/cm), wodurch der Flaschendruck als Parallele zur y-Achse aufgezeichnet wird.
- Umschaltung des Zwei-Wege-Ventils in Richtung Kieferhöhlenkanüle. Es entsteht auch im Sinus ein Unterdruck. Bei offenem Ostium strömt

infolgedessen Luft aus der Nase in den Sinus und durch die Kanüle in die Flasche. Dadurch Druckausgleich und prompte Rückkehr der Schreibnadel zur y-Achse.

- Danach wird in der Flasche mit der Spritze ein Überdruck erzeugt (Registrierung auf der x-Achse nach links).
- Nach Umschaltung des Zwei-Wege-Hahnes strömt jetzt Luft aus der Kieferhöhle in die Nase. Dadurch Druckabfall und Rückkehr der Schreibnadel zur y-Achse.

3. Verschiedene Typen der Ostiumdurchgängigkeit

Ist das Ostium behindert, wird der jeweilige Druckausgleich verzögert oder überhaupt nicht stattfinden. Prinzipiell ergeben sich sieben Typen der Ostiumdurchgängigkeit, wenn drei Funktionsvorgänge berücksichtigt werden (Normalatmung, verstärkte In- und Exspiration, Sog und Druck bei zugehaltener Nase).

1. Nicht behindertes Ostium (Abb. 36 A): Nach Umschalten des Ventils strömt die Luft unbehindert aus der Nase in die Kieferhöhle bzw. umgekehrt. Schneller Druckabfall. An der y-Achse entstehen spontane respiratorische Druckschwankungen.
2. Geringgradig behindertes Ostium (Abb. 36 B): Die Druckkurve knickt nach Umschalten des Ventils in flacherem Winkel als vorher zur y-Achse hin ab.
3. Mittelgradig behindertes Ostium (Abb. 36 C): Eine Strömung durch das Ostium und dadurch ein Druckausgleich erfolgt erst, wenn man den Patient forciert durch die Nase ein- und ausatmen läßt. Die forcierte Ausatmung unterstützt den Ausgleich des Unterdrucks, die forcierte Inspiration den Ausgleich des Überdrucks. Die Druckkurven fallen sägezahnartig ab.
4. Hochgradig behindertes Ostium (Abb. 36 D): Ein Druckausgleich kann nur durch starken nasalen exspiratorischen Druck oder inspiratorischem Sog bei zugehaltenen Nasenlöchern erreicht werden.
5. Vollständig blockiertes Ostium (Abb. 36 E): Kein Druckausgleich trotz der vorher genannten Maßnahmen.
6. Nasale *Ventil*stenose (Abb. 36 F): Bei dieser wichtigen Stenose ist die Strömung der Luft aus der Nase in die Kieferhöhle blockiert. Auch bei starkem nasalen Druck erfolgt kein Druckausgleich. Der Weg von der Kieferhöhle in die Nase dagegen ist frei. Bei starkem nasalem Sog erfolgt ein Druckausgleich.
7. Antrale Ventilstenose (Abb. 36 G): Hierbei ist der Weg aus der Kieferhöhle in die Nase verlegt, während die Luft aus der Nase in den Sinus einströmen kann. Meist handelt es sich um eine Pseudostenose durch

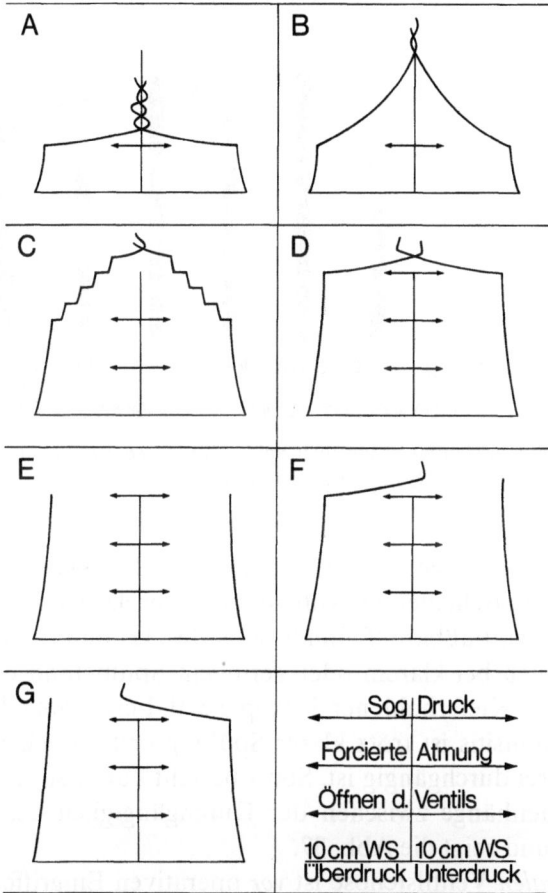

Abb. 36. Die 7 Typen der Ostiumdurchgängigkeit: **A** Normal, **B** Leicht behindert, **C** Mittelgradig behindert, **D** Hochgradig behindert, **E** Blockiertes Ostium, **F** Nasale Ventilstenose, **G** Antrale Ventilstenose

Sekretverlegung des antralen Ostium. Daher muß die Ostiumprüfung nach erfolgter Spülung noch einmal wiederholt werden.

Im Diagramm haben wir bei Überdruck in der Kieferhöhle und trotz nasalem Sog keinen Druckausgleich. Dieser erfolgt jedoch bei Unterdruck in der Kieferhöhle und nasalem Druck.

4. Klinische Schlußfolgerungen

Die Ostiumprüfung ermöglicht folgende Aussagen:

– Bei normaler respiratorischer Durchgängigkeit des Ostiums und bei klarer Spülung bedarf ein Sinus, auch bei röntgenologisch vorhandener

60 Anhang

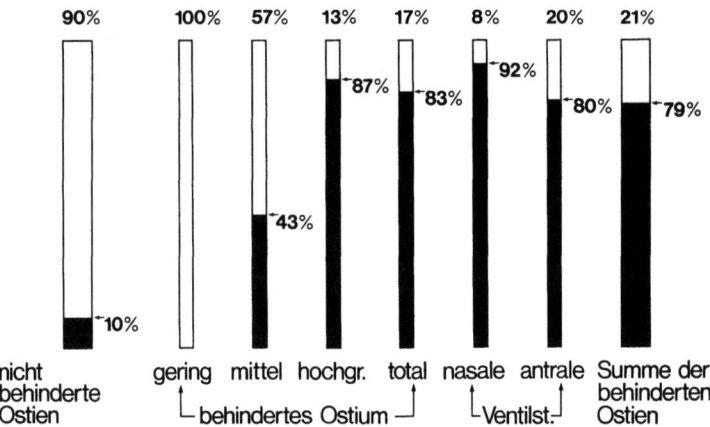

Abb. 37. Die prozentuale Häufigkeit positiver Spülbefunde (*schwarz*) in Abhängigkeit von der Ostiumdurchgängigkeit. $n = 238$

Schleimhauthyperplasie, keiner Therapie. Sind unklare Schmerzen vorhanden, dann entscheidet die Antroskopie über das weitere Vorgehen.

– Eine nicht beeinflußbare Behinderung des Ostiums – gleich welcher Art – stellt auch bei klarem oder geringem Spülbefund eine Indikation zur Nasen- und Kieferhöhlenendoskopie evtl. Fensterung dar.

– Eine akute Sinusitis ist trotz klarer Spülung erst ausgeheilt, wenn auch das Ostium frei durchgängig ist. Sonst besteht kurzfristige Rezidivgefahr. Die Zusammenhänge zwischen der Durchgängigkeit des Ostiums und dem Spülbefund zeigt die Abb. 37.

– Bei einer *nasalen* Ventilstenose ist *vor* operativen Eingriffen am Sinus in jedem Fall zuerst die Ursache durch Endoskopie des mittleren Nasenganges zu klären und wenn möglich zu behandeln. Mancher Kieferhöhleneingriff wird dann unnötig. Bei nasalen Ventilstenosen (häufig bei acuter Rhino-Sinusitis) ist das Absaugen der Nebenhöhlen kontraindiziert, da im Sinus ein bleibender Unterdruck mit den bekannten negativen Folgen entstehen kann.

– Bei nicht sekretbedingten antralen Ventilstenosen entscheidet die Antroskopie über das weitere therapeutische Vorgehen.

Die beiden für die Therapie wichtigsten Fragen lauten:

– Ist das Ostium respiratorisch normal durchgängig oder nicht?

– Besteht eine *nasale* Ventilstenose?

III. Larynxwiderstände

Bei Tracheal- und Larynxstenosen, welche oberhalb einer Tracheotomie liegen, kann mit Hilfe der Rhinomanometrie ohne weiteres der Widerstand

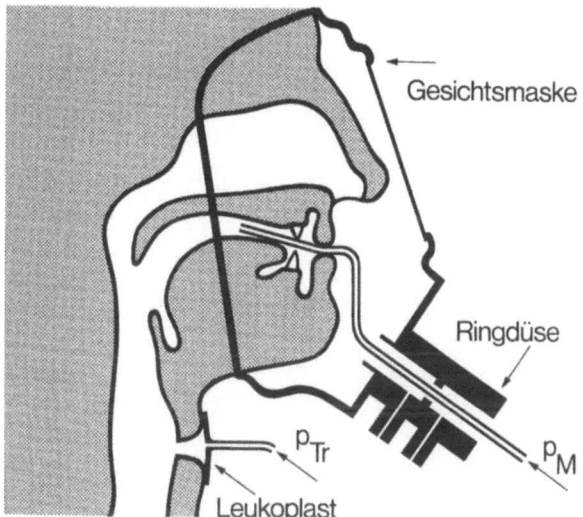

Abb. 38. Messung des Glottiswiderstandes bei Tracheotomie mit Hilfe der Rhinomanometrie. P_M-P_{Tr} entspricht Δp. Das Tracheostoma wird mit Hilfe eines für den Druckschlauch perforierten Klebestreifens verschlossen

der Stenose bestimmt werden. Man klebt das Tracheostoma mit einem Leukoplaststreifen, welcher mit einem Druckschlauch wie bei der anterioren Messung versehen worden ist, luftdicht zu. Gleichzeitig bekommt der Patient einen zweiten Druckschlauch in den Mund (wie bei der posterioren Messung).

Der Atemstrom wird wie üblich über eine Gesichtsmaske abgenommen (Abb. 38).

Atmet nun der Patient durch die Nase ein und aus, dann kann der Widerstand in üblicher Weise mittels x-y-Darstellung registriert werden.

Teil II
Klinische Funktionsdiagnostik

Das *Ziel* einer klinischen Funktionsdiagnostik ist es Ursache und Ausmaß einer nasalen Atembehinderung festzustellen *und* in Beziehung zur Gesamtatmung zu setzen.

Diese Aufgabe wird gelöst durch eine funktionsgerechte Analyse von Anamnese und inspektorischem Befund mit Hilfe der Rhinomanometrie und anschließende Synthese zur endgültigen Diagnose. Diese sinnvolle Verknüpfung der Einzelinformationen erfordert die Kenntnis der gesamten Klinik der nasalen Atemstörung. Diese wiederum basiert auf speziellen anatomischen-, physikalischen- und physiologischen Voraussetzungen.

Ferner müssen die vorliegenden Einzelbefunde unter einem gemeinsamen funktionellen Gesichtspunkt bewertet und dokumentiert werden. Vergleichende Untersuchungen sind sonst nicht möglich.

H. Anatomische Vorbemerkungen

I. Das Nasenlumen als Strömungskanal

Das Nasenlumen ist ein kompliziert gebauter Strömungskanal. Klinisch wäre es wichtig, aus dieser Form Rückschlüsse auf das Strömungsverhalten des Atemstroms ziehen zu können. Bisher ist dies nur unvollkommen gelungen. Fischer (1969), Masing (1967), Legler (1967), Bachmann (1968) u.a. haben in den letzten Jahren jedoch die Zusammenhänge zwischen Form und Funktion soweit geklärt, daß heute ein klares Bild vom „Strömungskanal Nase" gegeben werden kann.

Technisch gesehen besteht das Nasenlumen inspiratorisch aus 4 Grundelementen (Abb. 39):
– der Einlaufstrecke (Vestibulum nasi),
– dem Diffusor (vorderes Cavum bis zum Ansatz der Nasenmuscheln),
– einem schmalen Spaltraum (hinteres Cavum = Muschelgebiet),
– einem Krümmer (Übergang in den Epipharynx).

Der Anschluß eines *Rohreinflusses* an einen anderen Strömungskanal bedingt je nach Anschlußwinkel die Einströmrichtung und je nach Form entsprechende Druckverluste.

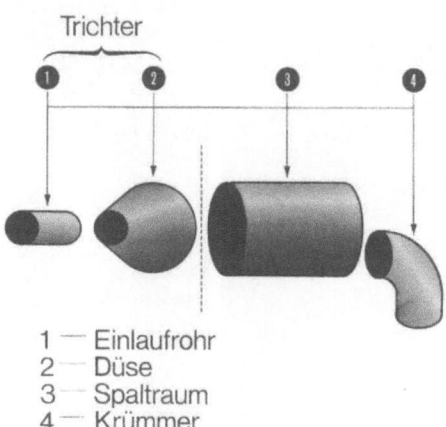

1 — Einlaufrohr
2 — Düse
3 — Spaltraum
4 — Krümmer

Abb. 39. Bauelemente des Nasenlumen, strömungsphysikalisch nach Fischer interpretiert

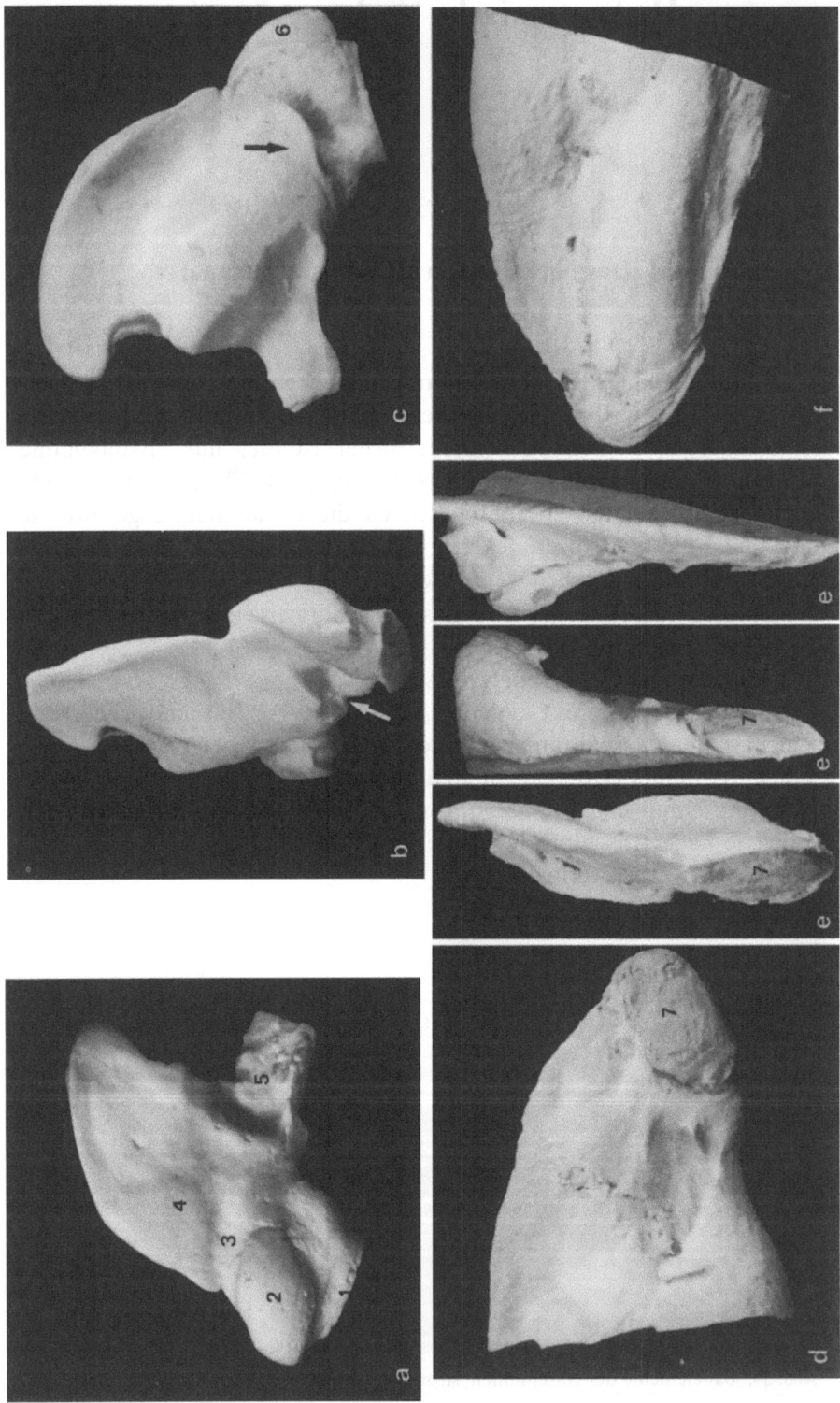

Ein *Diffusor* ist ein in Strömungsrichtung sich stetig erweiterndes Rohrstück. Bei richtiger Länge und Öffnungswinkel sind die Druckverluste geringer als bei plötzlicher Rohrerweiterung.

Die *Düse* oder Konfusor ist eine allmähliche Rohrverengung in Strömungsrichtung. Auch hier sind die Ablöse- und Reibungsverluste wesentlich geringer als bei sprungartiger Querschnittsverengung. Bei der Exspiration wird das Lumen in umgekehrter Richtung durchströmt. *Der Diffusor wird daher zur Düse.*

1. Funktionseinheit Vestibulum–vorderes Cavum

Der Strömungskanal Nase teilt sich meßtechnisch in zwei Funktionsabschnitte auf. Das hintere Nasenlumen (Muschelregion und Choane) ermöglicht vor allem eine Langzeitwiderstandsregulierung.

Der vordere Nasenabschnitt (Vestibulum mit vorderem Cavum) funktioniert als hoher Vorschaltwiderstand, welcher eine Schnellregulation gestattet. Er läßt sich schematisch vereinfacht mit einem *Trichter,* d. h. einer Düse mit kurzem Auslaufrohr (Stutzen) vergleichen (Abb. 41). Daraus kann durch Korrekturen, wie sie den komplizierten anatomischen Formen entsprechen, das richtige Funktionsbild des vorderen Nasenabschnittes abgeleitet werden.

2. Formbesonderheiten des stutzenähnlichen Vestibulums
(Abb. 40a–c)

– Kurzes, 1–2 cm langes Rohrstück mit flach-ovaler Form.
– Die Vorderwand hat eine Ausbuchtung, den cul de sac.

Abb. 40a–f. Lumenabdrücke des vorderen Nasenabschnitts vom Lebenden. Obere Reihe: **a** laterale Ansicht. *1* Lateraler Rand des äußeren Nasenlochs. *2* Crus laterale des Alarknorpels. *3* Furche der Plica vestibulares (= horizontaler Teil des limen nasi). *4* Freie dreiecksförmige Fläche des Cartilago lateralis (früher C. triangularis); dorsale Grenze = oberer Rand der Apertur. *5* Eindruck der unteren Muschel. **b** Medial-frontale Ansicht: Vestibulum auch medial deutlich vom Cavum abgegrenzt durch Rinne zwischen freier Septumkante und Septum mobile. **c** Mediale Ansicht: Scharf ausgeprägte mediale Grenze des anatomischen Ostium internum. Die mediale Vestibulumseite ist wesentlich schmaler als lateral. Crus mediale (*6*). Untere Reihe: Abdrücke nach Abtrennung des Vestibulum. **d** Laterale Ansicht: Anatomisches Ostium internum (*7*) vorn unten voll sichtbar. **e** Frontale Ansicht: Stellung des anatomischen Ostium internum entspricht etwa der des Trommelfells. Caudale Ansicht: Der Boden des Cavum ist gerundet. Craniale Sicht: Die mediale und laterale Fläche laufen oben und vorn spitzwinklig zusammen. **f** Die mediale Ansicht zeigt ebenso wie die laterale Ansicht die diffusorartige Erweiterung (bzw. düsenartige Verengung) des vorderen Cavum

- Die mediale Wand (Septum mobile mit Crus mediale) ist wesentlich schmaler (≈ 0.5 cm) als die laterale Wand (Crus laterale und eigentlicher Nasenflügel, $\approx 1-2$ cm).
- Diese ungleichen Flanken verursachen einen schrägen Abschluß des Einlaufrohres Vestibulum, wodurch eine *relativ große, gerundete* Grenzfläche entsteht, welche gleichzeitig der großen Eingangsöffnung in das Cavum entspricht.

Von van Dishoeck wurde eine Diffusorwirkung des Vestibulum angenommen, da es Diffusorform habe. Wir konnten eine solche Verjüngung des Vestibulum zum Cavum hin weder in der frontalen noch in der Seitenansicht bestätigen (Abb. 40a, b). Darüber hinaus schließt Fischer eine Diffusorwirkung aus, da das Vestibulum zu kurz ist. Der Vergleich des Vestibulum mit einem rohrstutzenähnlichen Einlauf oder Auslauf ist also zutreffender.

3. Formbesonderheiten des vorderen, düsenartigen Cavums
(Abb. 40 d–g)

Die mediale Wand des vorderen Cavum wird vom Septum gebildet, die laterale Wand vom Cartilago lateralis sowie einer am caudalen Rand angehefteten Bindegewebsfläche, der gerundete Boden vom Os palatinum mit der Spina nasalis anterior. Septum und Cartilago lateralis stoßen vorn oben spitzwinklig zusammen.

Dadurch wird auch das vordere Cavum einem schmalen Spaltraum vergleichbar, welcher sich nach vorn düsenartig verjüngt. Gegenüber einer Normaldüse sind jedoch zwei Unterschiede wichtig (Abb. 41):
1. Das Lumen ist nicht rund, sondern tropfenförmig. Dies ergibt einen:
- Spitzen Öffnungswinkel des Kanals bei Sicht von vorne
- Stumpfen Öffnungswinkel bei Blick von der Seite, wobei der obere Schenkel erheblich steiler gestellt ist als der untere.
2. Der Auslaß (Ansatz des Auslaufrohres) ist nicht an der Spitze der Düse, sondern seitlich, vorn unten angebracht. Die Fläche dieser Öffnung ist relativ groß und rundlich. Daher ist:
- Der Auslaß nicht – wie bei einer Düse – gleichzeitig der engste Querschnitt, sondern nur Einlaß bzw. Auslaß, was den Namen *anatomisches Ostium internum* (Legler 1967, Bachmann 1969) rechtfertigt.
- Der engste Querschnitt dagegen findet sich, infolge der tropfenförmigen Form des vorderen Cavums, als schmaler, gebogener Spalt zwischen der hinteren Umrandung des anatomischen Ostium internum und der gegenüber liegenden Septumwand (Abb. 42, 45). Als engster Querschnitt der Nase überhaupt wird er von Legler (1967) und Bachmann (1969) *Isthmus nasi* genannt.

Wir haben also im vorderen Cavum zwei strömungsphysikalisch wichtige Flächen, welche beide die hintere Umrandung gemeinsam haben (Abb. 42, 45, 46).

4. Besonderheiten der Hintereinanderschaltung von Vestibulum und vorderem Cavum (Abb. 41, 42)

Im Unterschied zu einem Trichter (Düse und Auslaufrohr) ist das Vestibulum nicht in Achsenrichtung des Cavums, sondern schräg an dieses angesetzt, d.h. die Strömungsrichtung zeigt inspiratorisch von vorn unten seitlich auf die sagittal verlaufende Cavumachse (Abb. 41, 56, 57).

Fischer bezeichnet die Einheit Vestibulum–vorderes Cavum exspiratorisch als Düse mit gekrümmtem Diffusor. Da das Vestibulum jedoch, wie erwähnt, keinen Diffusoreffekt besitzt, spricht man besser von einer Düse mit richtungsänderndem Auslaufrohr.

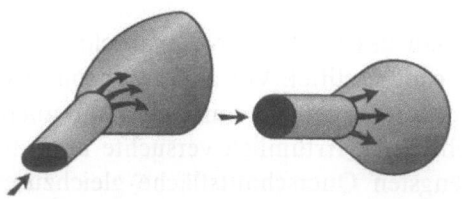

Abb. 41. Vestibulum (Einlaufstrecke) und vorderes Cavum (Diffusor) als Einheit im Vergleich zum Trichter

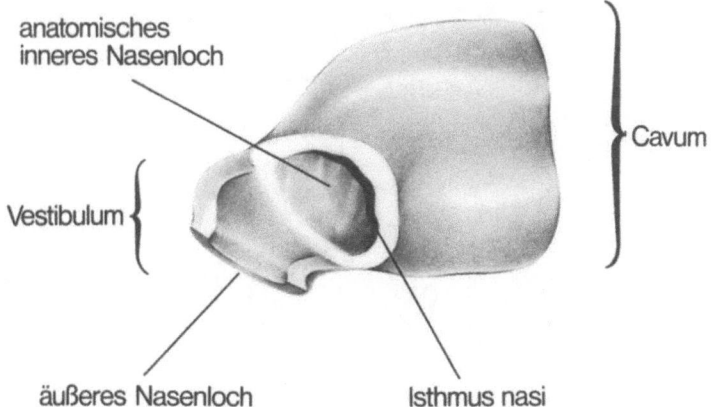

Abb. 42. Schema des vorderen Nasenabschnitts. Durch Abtrennung der lateralen Vestibulumhälfte ergibt sich ein Blick auf das anatomische Ostium internum und den Isthmus nasi

5. Strömungsphysikalisch wichtige Funktionen des vorderen
Nasenabschnittes

Diese schrägwinklige Verbindung des stutzenförmigen Vestibulum mit
dem diffusor- bzw. düsenartigen vorderen Cavum verursacht:
– einen typischen Ein- und Ausstrom der Luft am äußeren Nasenloch und
  anatomisch inneren Nasenloch mit Richtungsänderung im Vergleich
  zum Cavum,
– eine Umlenkung des inspiratorischen Atemstroms *zwischen* anatomischem Ostium internum und Isthmus nasi parallel zum Septum und
  caudal in Richtung Nasenboden bei gleichzeitiger fächerförmiger Ver-
  teilung im sich erweiternden Cavum,
– eine hohe gerichtete Beschleunigung des Atemstroms, sowie Wider-
  standsbildung und Widerstandsregulierung durch die Einengung des
  Isthmus nasi.

6. Die drei strömungsphysikalisch wichtigen Querschnittsflächen
des vorderen Nasenlumens

Dieser besondere Bau des vorderen Nasenabschnittes hat in der Vergangenheit viel Verwirrung gestiftet. Vor allem war man sich über die Grenze
des Vestibulums gegenüber dem Cavum und damit auch über den Eingang
in das Cavum nicht einig. Irrtümlich versuchte man die Cavumeingangs-
öffnung mit der engsten Querschnittsfläche gleichzusetzen. Im Interesse
klarer Definitionen ist es daher erforderlich die drei wichtigen Querschnittsflächen der vorderen Nase detailliert zu beschreiben.

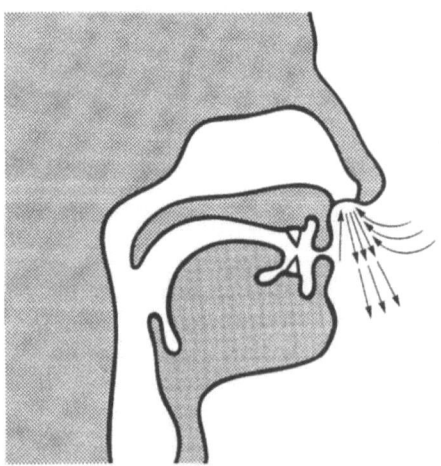

Abb. 43. Unterschiedlicher Ein- und Ausstrom der Luft bei der In- und Exspiration

Das äußere Nasenloch

Rund bis oval. Längsachse je nach Rasse steil gestellt oder mehr horizontal gelagert. Die Fläche liegt meist nahezu waagrecht. Hier tritt die Luft vorklimatisiert und O_2-reich in typischer Weise in die Nase ein und verläßt sie als „Freistrahl" bei der Exspiration wieder (Entfernung CO_2 reicher Luft) (Abb. 43).

Das anatomische Ostium internum, der Eingang in das Cavum

Definition: Die seitlich vorn, unten am Cavum angebrachte Öffnung ist Endfläche des Vestibulum, gleichzeitig Eingang in das Cavum, also Grenzfläche zwischen Vestibulum und Cavum.

Name: Dieser bisher nicht exakt beschriebene Cavumeingang wurde von Legler (1967) und Bachmann (1969) anatomisches Ostium internum genannt, anatomisch weil:
- sich an Lumenabdrücken am Lebenden* eine in sich geschlossene Grenzlinie zwischen dem gestaltlich völlig verschiedenen Vestibulum und Cavum darstellen läßt (Damit ist der langjährige Streit um die dorsale Grenze des Vestibulum beendet.),
- sich dieser Grenze klare anatomische Strukturen zuordnen lassen (Abb. 40a–c),
- sich histologisch, aber auch schon bei der Inspektion und auf Lumenabdrücken, an dieser Grenze ein Übergang des Plattenepithels in das respiratorische Zylinderepithel des Cavums erkennen läßt (Abb. 44) (Schmitt 1967),
- eine Verwechslung mit dem bisherigen Ostium internum vermieden werden soll. Dieses ist nicht der Eingang in das Cavum, sondern entspricht eher der engsten Querschnittsfläche der Nase.

Lage: Bezogen auf das fast horizontal liegende äußere Nasenloch ist das anatomische Ostium internum wie eine Buchseite zum Septum hin hochgeklappt. Seine Stellung entspricht dadurch etwa der des Trommelfelles.

Begrenzung: Das anatomische Ostium internum hat eine in sich geschlossene Grenze, wie sich auf Lumenabdrücken am Lebenden beweisen läßt:
- *Laterale* Zirkumferenz: Sie wird vom *Limen nasi* gebildet. Darunter verstehen wir den gesamten dorsalen Rand des anatomischen Ostium internum**, der auch gleichzeitig lateraler Rand des Isthmus nasi ist. Das Limen ist bogenförmig und besitzt einen horizontalen und einen verticalen Teil. Der horizontale Teil (plica vestibuli) wird vom Vorderrand des

---

* Technik bei Legler 1967, Ulshöfer 1967
** Dieser wird bei Grünwald (1925) plica vestibuli genannt, während Zuckerkandl (1882), Legler (1967) und Bachmann (1969) unter Plica nur den Vorderrand des Lateralknorpels verstehen

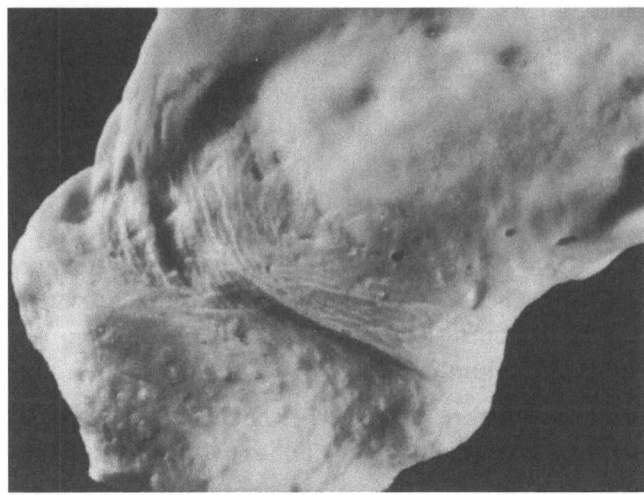

Abb. 44. Lumenabdruck mediale Seite. Die gefältelte Zone oberhalb der Vestibulumgrenze stellt den histologischen Übergang vom Plattenepithel des Vestibulum zum respiratorischen Flimmerepithel des Cavum dar

Cartilago lateralis gebildet. Er springt bei der Inspektion in das Vestibulum vor. Da das hintere Ende des Crus laterale den Lateralknorpel oft etwas überragt, setzt sich die Grenzlinie mit dem Hinterrand des lateralen Alarknorpels fort. Von dort ziehen dann bindegewebige Stränge als verticaler Teil zum Boden des Cavum (ohne anatomischen Namen). Durch das Limen entsteht auf der lateralen Seite des Cavum eine leichte Einschnürung des Lumen, wie sich auf den Abdrücken darstellen läßt (Abb. 40a).

- *Caudale* Grenze: Die bindegewebigen Stränge des verticalen Teils des Limen überqueren, schräg nach vorne laufend, den Cavumboden und heften an der Spina nasalis an. Dies verursacht am Nasenboden oft eine sehr scharfe Falte, welche im Abdruck eine tiefe Rinne ergibt (Abb. 40a, b).
- *Mediale* Grenze: Furche zwischen dem Oberrand des Septum mobile und dem freien Rand des Septums, welche nach vorne oben verlaufend, sich wieder mit dem Beginn des Limen nasi auf der seitlichen Cavumwand vereinigt. Naturgemäß bildet sich dadurch im Abdruck eine scharfe Leiste (Abb. 40c).

Der Isthmus nasi

Definition: Der schmale bogenförmige Spalt zwischen der hinteren Umrandung des anatomischen Ostium internum und dem Septum. Senkrecht zur Strömungsrichtung stehend, mit dem kleinsten Strömungsquerschnitt,

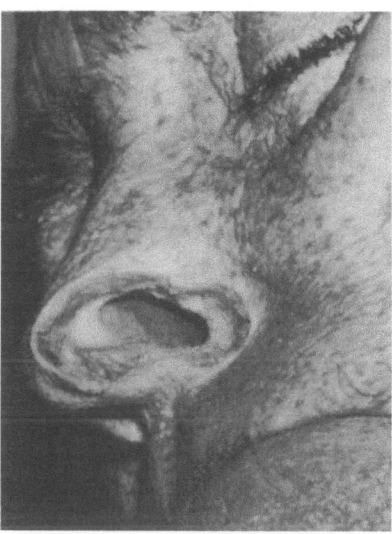

Abb. 45. Leichennase nach Abtrennung der lateralen Vestibulumwand. Deutlich sichtbar das anatomische Ostium internum und der Isthmus nasi (Schattenspalt)

ist der Isthmus nasi ein funktioneller Begriff, da sich für seine septale Grenze keine anatomische oder histologische Struktur beschreiben läßt (Abb. 45).

Die *laterale* Grenze des Isthmus, das Limen nasi, ist gleichzeitig laterale Grenze des anatomischen Ostiums.

Die *septale* Grenze entspricht der senkrechten Projektion des fast halbkreisförmigen Limen nasi auf das Septum. So entsteht für den Isthmus eine gebogene Fläche, deren oberer Teil fast waagrecht liegt. Auf Papier abgestempelt zeigt sich eine schmale, annähernd birnenförmige Form, wobei die septale Seite abgeplattet erscheint (Abb. 46).

Vergleich von Größe und hydraulischem Durchmesser d_h der drei Flächen

Für die Beurteilung der Durchgängigkeit der Nase interessiert die Flächengröße und vor allem der hydraulische Durchmesser. Unter hydraulischem *Halb*messer r_h versteht man das Verhältnis Fläche zum Umfang. Beim Kreis gilt:

$r_h = F/U = r^2 \pi / 2 r \pi = r/2 = d/4$. Aus $F/U = d/4$ ergibt sich der *hydraulische Durchmesser:*

$$d_h = 4\,F/U$$

Durch d_h können unregelmäßig begrenzte Flächen in ihrem Strömungsverhalten näherungsweise auf einen Kreis mit diesem Durchmesser bezogen werden. Je ovaler oder spaltförmiger eine Fläche ist, um so mehr

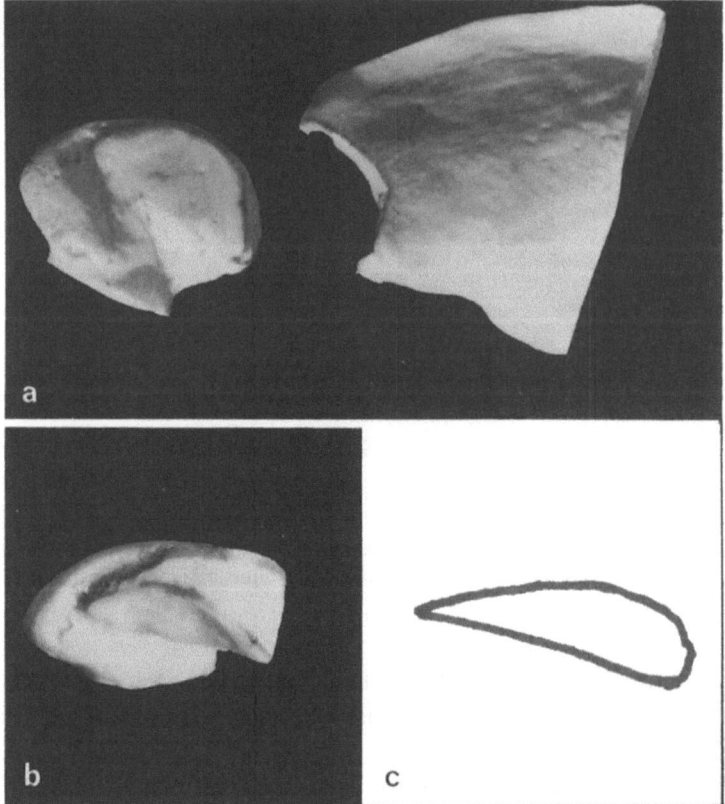

Abb. 46. a Lumenabdruck septale Seite. Die Schnittfläche entspricht der Isthmusfläche. Sie trennt Vestibulum und ein Stück des vorderen Cavum vom restlichen Cavum ab. Die Schnittkante der septalen Abdruckseite entspricht der senkrechten Projektion des limen nasi auf das Septum. **b** Blick direkt von oben auf die Isthmusfläche. **c** Form und Größe des Isthmus durch Stempelabdruck dargestellt

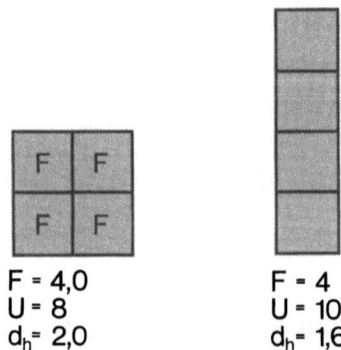

F = 4,0   F = 4
U = 8   U = 10
d_h = 2,0 d_h = 1,6

Abb. 47. Unterschiedliche hydraulische Durchmesser durch andere Formen bei gleicher Fläche

wächst der durch die Strömung benetzte Umfang gegenüber der Fläche; d_h wird kleiner (Abb. 47). Den kleinsten Umfang bei größtmöglichster Fläche hat der Kreis. Nasenlöcher *gleicher* Fläche aber *verschiedener* Form haben deshalb einen um so größeren d_h (geringeren Strömungswiderstand), je mehr ihre Form einem Kreis entspricht. d_h gewinnt so eine große Bedeutung für das Verständnis strömungsphysikalischer Zusammenhänge.

Die folgenden Werte sind mittels der Abdruckmethode bestimmt worden. Sie sind Mittelwerte von Schmitt (1967), Fuchs (1970) und eigenen Messungen bei Personen ohne pathologische Veränderungen des vorderen Nasenabschnittes (80 Männer, 60 Frauen im Alter von 9–68 Jahren, 10 Kinder zwischen 4 und 8 Jahren) (Tabelle 3).

Tabelle 3. Durchschnittswerte der Flächen und hydraulischen Durchmesser von äußerem Nasenloch, anatomisch innerem Nasenloch und Isthmus nasi. *M:* Männer ($n = 80$); *Fr:* Frauen ($n = 60$); *K:* Kinder ($n = 10$)

Form	Fläche [cm²]			d_h [cm]		
	M	Fr	K	M	Fr	K
äußeres Nasenloch oval	1,17	0,96	0,63	1,13	1,03	0,91
anat. Ostium int. gerundet	1,61	1,32	0,8	1,37	1,21	1,0
Isthmus nasi birnenförmig	0,8	0,71	0,57	0,75	0,65	0,64

Die größte Fläche und den größten hydraulischen Durchmesser besitzt somit d. a. O. i.; der Isthmus die kleinsten Werte.

Grob gerechnet ist die *Fläche des* ä. NL. ungefähr um die Hälfte und die Fläche des a. i. NL. etwa zweimal größer als der Isthmus nasi.

Der *hydraulische Durchmesser* des ä. NL. ist etwa um die Hälfte, der des a. O. i. etwa um zwei Drittel größer als der des Isthmus nasi.

Ähnliche Untersuchungen, jedoch mit anderer Methodik, liegen von Masing (1967) und Fischer (1969) vor.

Das Flächenverhältnis äußeres Nasenloch/Isthmus nasi beträgt bei uns 1,44, bei Masing 2,1 bei Fischer 2,5–3,25.

Beim hydraulischen Durchmesser beträgt das Verhältnis äußeres Nasenloch/Isthmus nasi bei uns 1,4, bei Masing 1,77, bei Fischer 1,81.

Diese Unterschiede sind durch die verbesserte Meßtechnik mit Hilfe unseres Abdruckverfahrens und die exaktere Definition des Isthmus nasi zu erklären. Sie sind bedeutsam, da sich der Strömungswiderstand in der 4. bis 5. Potenz des Durchmessers ändert.

Zwischen den *Geschlechtern* zeigen sich keine gravierenden Unterschiede. Die Absolutwerte sind naturgemäß bei den Frauen etwas kleiner.

Auffällig sind die annähernd gleichen Größenverhältnisse der hydraulischen Durchmesser der einzelnen Flächen bei Mann und Frau (Tabelle 3).

Bei den *Kindern* zwischen 4 und 8 Jahren ist ein erstaunlich hoher
hydraulischer Durchmesser für den Isthmus nachweisbar. Er entspricht
praktisch dem der Frau (Kind 0,64, Frau 0.65). Wie ein Vergleich mit der
Form des Isthmus eines Erwachsenen zeigt, ist der kindliche Isthmus viel
stärker gerundet und bietet daher der Strömung weniger Widerstand.

Außerdem ist der kindliche Isthmus viel weniger konkav gebogen als
der des Erwachsenen. Ferner ist die Winkelabknickung der Vestibulum-
achse gegenüber der Cavumachse geringer, entsprechend der kindlichen
Stupsnase.

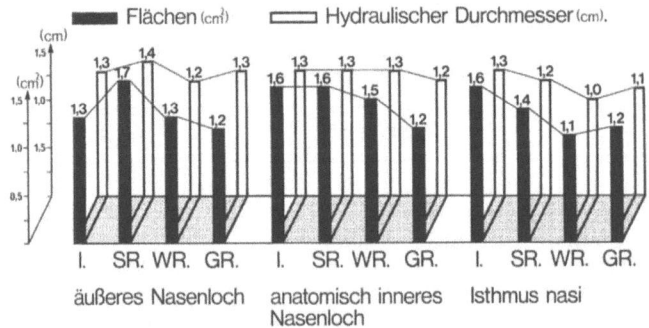

Abb. 48. Unterschiedliche Größenverhältnisse von Fläche und hydraulischem Durchmesser
bei verschiedenen Rassen

Letztlich zeigt sich, daß die Größenzunahme der drei Querschnittsflächen ab dem 20. Lebensjahr kaum noch Veränderungen bringt, wie der
Vergleich mit höheren Lebensaltern ergab.

Bei den verschiedenen *Rassen* hat Bode (1969) entsprechende Größen-
bestimmungen vorgenommen.

Schwierigkeiten bereitete die Bestimmung der Rassengruppierungen,
weil die Rasse die Beschreibung einer Mehrzahl von Merkmalen ist. Das
Material ließ sich in den weißen, schwarzen, gelben Hauptstamm und die
Inder einteilen. Das Ergebnis zeigt Abb. 48.

Die größten *Flächenwerte* wurden für das äußere Nasenloch, das anatomisch innere Nasenloch und den Isthmus nasi eindeutig von der schwarzen Rasse und den Indern erreicht. Dagegen fanden sich die kleinsten
Werte bei der gelben Rasse. Als weitere anatomische Besonderheit wies die
schwarze Rasse als einzige eine größere Fläche des äußeren Nasenloches
als das anatomische innere Nasenloch auf.

Bei dem *hydraulischen* Durchmesser erreichten die größten Abdruckwerte die Inder und die schwarze Rasse. Die kleinsten Werte, sowohl für das äußere Nasenloch als auch den Isthmus zeigte überraschend die weiße Rasse, obwohl man dies von der gelben Rasse erwartet hätte. Dies kommt durch die stärkere Rundung des äußeren Nasenloches und des Isthmus nasi bei der gelben Rasse zustande. So wird trotz der Kleinheit der Nase ein günstiger Atemwiderstand erzielt.

II. Die Wandungen des Nasenlumens

Die typische Form des Nasenlumens entspricht dem besonderen anatomischen Wandaufbau der Nase.'Er folgt zwei Prinzipien:
1. Kombination zweier parallel gelagerter, symmetrisch schalenförmigen Hälften. An den knöchernen Nahtstellen entsteht so für das Septum ein

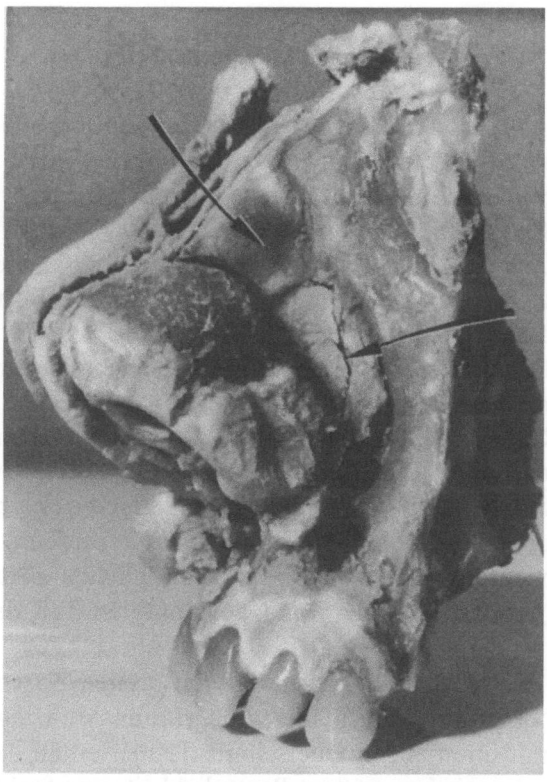

Abb. 49. Einzelheiten der lateralen Nasenwand (Leichennase). *Oberer Pfeil:* Freie Fläche des Cartilago lateralis. *Unterer Pfeil:* Bindegewebsfläche in der Incisura nasalis der Apertura piriformis

fester Rahmen. Dieses wird wie in einen Bilderrahmen eingespannt.
Daraus resultiert:
- die Mittelstellung des Septum und die Symmetrie der beiden Nasenhälften, da obere und untere Nahtlinie senkrecht übereinanderstehen,
- bei Verschränkung dieses Rahmens eine Fehlstellung des Septum und
  eine Ungleichheit der Nasenhälften.
2. Kombination fester und beweglicher Teile (Abb. 49):
- eines starren knöchernen Teils (hinteres Cavum) mit
- einem halbbeweglichen, knorpelig-bindegewebigen Teil (vorderes
  Cavum) mit
- einem vollbeweglichen knorpelig-häutigen Teil (Vestibulum).
Durch diese Kombination wird:
- das Bild der äußeren Nase geprägt,
- die typische innere Grundform des Lumen als Grundlage eines individuellen Atemwiderstandes geformt,
- eine Variation dieser Grundform und damit eine Reglerfunktion des
  Atemwiderstandes ermöglicht.

1. Der feste knöcherne Teil

Er umschließt das hintere Cavum (Muschelregion) und bildet den gesam-
ten Cavumboden. Durch das knöcherne Septum (Lamina quadrangularis,
Lamina perpendicularis, sowie Vomer mit Rinne) wird der umschlossene
Raum in 2 Hälften geteilt.

Die *Apertura piriformis* als birnenförmiger Abschluß der knöchernen
Nase wird durch die freien Ränder der Nasenbeine, des Stirnfortsatzes der
Oberkiefer und der Spina nasalis anterior gebildet. Von der Seite gesehen
findet sich in der unteren Hälfte eine funktionell wichtige, große Ausbuchtung, die *Incisura nasalis maxillae* (Abb. 50).

Ihr freier Rand ist sehr variabel ausgebildet und zeigt im Horizontal-
schnitt eine unterschiedliche Neigung zur Septumfläche (Geuder 1972)
(Abb. 51). Dadurch kann in geeigneten Fällen eine Verbreiterung des
Nasenlumen durch Resektion dieser Ränder erzielt werden.

Diese Ausbuchtung bietet einer stark beweglichen *Bindegewebsfläche*
Platz (Abb. 49), deren vorderer Rand dem unteren Teil des Limen nasi
entspricht.

Die Größe der Fläche der Incisura ist bei breiten Nasen relativ klein,
bei schmalen Nasen verhältnismäßig groß (Braun-Munzinger 1971). Die
schmale Nase mit ihren engen Querschnittsflächen erhält dadurch im Bereich des Isthmus nasi eine größere Beweglichkeit, was funktionell wichtig
ist. *Die Incisur ist eine strukturelle Voraussetzung für die Widerstandsregulierung im vorderen Nasenabschnitt.*

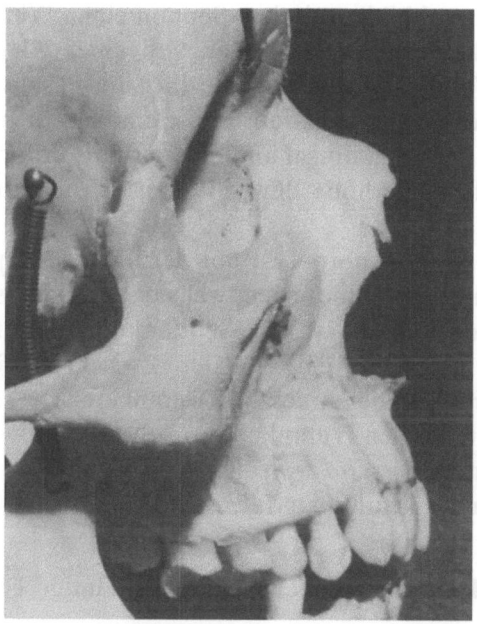

Abb. 50. Incisura nasalis der Apertura piriformis

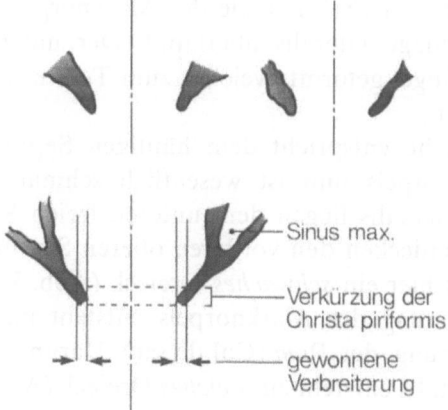

Abb. 51. Verschiedene Formen und Neigungen der Crista piriformis. Querschnittsgewinn durch Verkürzung der Crista

2. Der halbbewegliche, knorpelig-bindegewebige Teil

Er umschließt das vordere Cavum bis zur Apertura piriformis (Abb. 49).
Das *Dach* wird beiderseits gebildet von den Cartilago lateralis, welche
dorsal unter die Apertura eingeschoben sind.

Der Lateralknorpel bildet mit dem Septum einen Winkel von etwa 15°. Wird dieser Winkel enger spricht man von einer Klappenstenose. Die *untere* seitliche Wand wird von der, die Incisura nasalis maxillae ausfüllenden, Bindegewebsfläche gebildet. Sie ist cranial am unteren Rand des Cartilago lateralis befestigt, dorsal an der Apertura piriformis. Der Vorderrand ist frei und hat eine hohe Beweglichkeit. Er bildet den unteren Teil des Limen.

Der stützende *Septum*knorpel ist mit den Seitenknorpeln fest verbunden und bildet ein Doppelrundbogen, welcher zur Nasenspitze zu spitzbogiger wird (Masing). Basal ist der Septumknorpel auf der Spina der Praemaxilla (os incisivum = embryonaler Zwischenkiefer) und in der Vomer-Rinne durch Bindegewebszüge verankert. Die Abweichung des Septum aus dieser basalen Verankerung, d.h., die Abweichung von der Mittellinie nennt man *Luxatio septi*. Die Verbiegung des vorderen, freien, unteren Septumrandes nennt man *Subluxatio*.

3. Der vollbewegliche, knorpelig-häutige Teil

Dieser Teil entspricht dem Vestibulum, welches am anatomischen Ostium internum auf das vorderste Cavum aufgesetzt ist. Entsprechend überwölbt die breite *laterale* Vestibulumfläche das anatomische Ostium internum. Sie wird im oberen Teil vom Crus laterale des Alarknorpels gebildet, welcher den Rand des Cartilago lateralis überlappt. Der untere Teil wird vom eigentlichen Nasenflügel geformt, welcher zum Teil in die Incisura nasalis maxillae hineinreicht.

Die *mediale* Fläche entspricht dem häutigen Septum mit dem Crus mediale des Alarknorpels und ist wesentlich schmaler als die laterale Fläche. Die crura medialis liegen dem unteren freien Rand des Septumknorpels an. Sie überdecken den vorderen oberen Septumwinkel oft nicht ganz. Dann entsteht hier ein *schwaches* Dreieck (Abb. 52). Durch die hufeisenförmige Krümmung des Alarknorpels entsteht im Vestibulum eine kuppelförmige Wölbung, der *Dom* (Cul de sac). Darunter ist der Hautrand des Nasenloches zart. Es entsteht ein *weiches* Dreieck (Abb. 52).

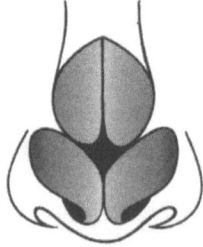

Abb. 52. Weiches Dreieck (untere schwarze Fläche). Schwaches Dreieck (obere schwarze Fläche)

4. Die Nasenmuskulatur und ihre Funktion im Rahmen der Widerstandsregulierung

Die nach vorne zunehmende Beweglichkeit der Wände des vorderen Cavum und Vestibulum regelt den Ein- und Ausstrom der Luft und die Größe des Widerstandes. Bisher wurde die Widerstandsregulierung fast ausschließlich auf die Minksche Nasenklappe zurückgeführt. Dies ist nicht richtig. Der Mechanismus der Widerstandsregulierung ist sehr komplex (S. 93) und an den beschriebenen Aufbau der *gesamten* beweglichen lateralen Nasenwand einschließlich der Muskulatur gebunden. Nomenklatur und Funktion der Nasenmuskeln werden bisher nicht einheitlich beschrieben.

Die an der Widerstandsregulierung beteiligte Muskulatur
(Pariser Nomenklatur) (Abb. 53)

Name	Ursprung	Ansatz
M. procerus	ossa nasalia	Haut zwischen und über den Augenbrauen
M. cygomaticus minor	facies molaris oss. cygomatici	Sulcus nasi labialis
M. levator labii superioris alaeque nasi	proc. front. u. margo infraorbitalis maxillae	Haut Nasolabialfalte
M. nasalis:		
M. depressor septi	jugum alveolare des 1. Schneidezahns	hinterer Abschnitt des Septum mobile
M. dilatator naris	jugum alveolare des 2. incisivus	Haut der hinteren Umrandung des Nasenflügels
M. compressor	fossa canina	Nasenrücken
M. dilatator posterior	medial des Nasolabialfalte, auf dem Nasenflügel gelegen	
M. dilatator anterior	auf dem Unterrand des Crus laterale gelegen	

(Beide nach Fomon 1960)

Die beiden letzten Muskeln nennt Griesmann primary dilator of the nares. Den ersten bezeichnet er als M. apicis nasi Santorini. Den zweiten als M. dilator naris (cave Verwechslung). Wichtig ist ferner eine starke Verflechtung des M. compressor naris in seinem mittleren Teil mit dem M. levator labii superioris alaeque nasi, welcher in der Haut der Nasolabialfalte ansetzt (Erweiterung bei Tonisierung d. Heber), sowie eine Verflechtung des M. compressor naris nahe seinem Ursprung mit Fasern des M. orbicularis oris in seinen tiefen Schichten (Nase rümpfen).

Funktionsabläufe

Über die Funktion der Nasenmuskeln herrscht im Schrifttum keine Einigkeit. Sicher liegt dies mit daran, daß einfache Funktionsbegriffe wie Heben, Senken, Erweitern und Verengen isoliert beschrieben werden, während in Wirklichkeit nur kombinierte Funktionsabläufe möglich sind, die stets alle Teile der Funktionseinheit Vestibulum- vorderes Cavum erfassen. So wird eine zirkuläre Öffnung wie das äußere Nasenloch oder der Isthmus nasi nur dann wirkungsvoll erweitert, wenn nicht nur der laterale Rand nach außen, sondern auch der basale Teil nach unten gesenkt wird (S. 93). Folgende *Funktionsabläufe* müssen unterschieden werden:

– Erweiterung des gesamten vorderen Nasenlumens (Nase blähen) durch Auswärtsbewegung der lateralen Nasenwand, Auswölbung des Vestibulumbodens und geringe Abwärtsbewegung des Crus laterale,
– Heben der Nasenflügel mit Verengung des Isthmus nasi und Erweiterung des äußeren Nasenloches (Nase rümpfen),
– Einwärtsbewegung der lateralen Nasenwand stets kombiniert mit gleichzeitigem Senken der Nasenspitze und Verengung des Vestibulum, d.h. des äußeren Nasenloches und des Isthmus nasi.

Wie kommen diese Funktionsabläufe durch die erwähnten Muskeln zustande? Zwei Fakten müssen vorangestellt werden:

– Die mimische Muskulatur ist zur Erzielung eines bestimmten Funktionseffektes nur in Gruppen wirksam.
– Es kann niemals nur allein vom Ursprung und Ansatz eines Muskels auf seine Funktion geschlossen werden (Hoepke).

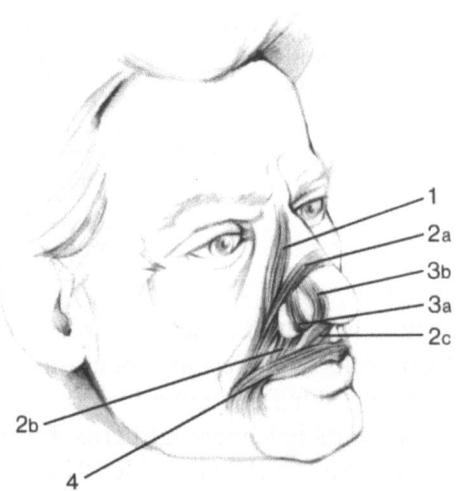

Abb. 53. Nasenmuskeln. *1* M. levator labii superioris alaeque nasi, *2a* M. compressor naris, *2b* M. dilatator naris, *2c* M. depressor septi, *3a* M. dilatator posterior, *3b* M. dilatator anterior, *4* M. orbicularis oris

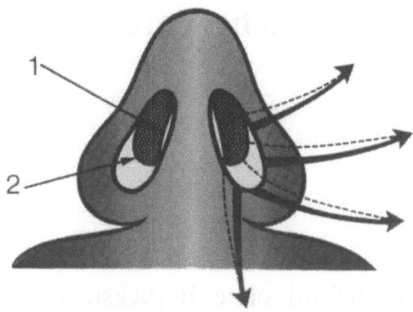

1. Crus mediale
2. Anatomisches Ostium internum

Abb. 54. Latero-basale Ausrundung des Vestibulum bei Erweiterung des Isthmus nasi (*schraf-fiert*)

Eine *hebende* Funktion haben alle Muskeln, welche cranialwärts des äußeren Nasenloches entspringen (M. procerus, M. levator labii superioris alaeque nasi, M. cygomaticus minor).

Zu den *Senkern* gehört der M. nasalis mit allen drei Teilen: dem M. compressor naris, dem M. dilatator naris und dem M. depressor septi. Es ist zu beachten, daß eine isolierte Senkung nicht möglich ist.

Für die *Erweiterung* des vorderen Nasenlumens nur den M. dilatator naris verantwortlich zu machen, ist sicher falsch. Vielmehr wirken M. dilatator anterior und posterior und der gesamte M. nasalis bei Tonisierung der Heber zusammen. Resultat: Laterobasale Ausweitung des gesamten Vestibulum und Erweiterung des Isthmus nasi (Abb. 54).

Eine *Verengung,* immer mit *Senkung,* wird durch den M. nasalis in Verbindung mit dem M. orbicularis oris stattfinden.

Das *Rümpfen* der Nase erfolgt durch gleichzeitige Kontraktion der Heber und des M. orbicularis oris.

J. Physiologische Vorbemerkungen

Einen inspektorischen Befund ohne Berücksichtigung der physikalisch-physiologischen Zusammenhänge in Hinblick auf seinen Strömungswiderstand funktionell richtig zu werten, ist unmöglich.

Der Strömungswiderstand der Nase setzt sich zusammen aus:
- der Größe der Teilwiderstände,
- der Hintereinanderschaltung der Teilwiderstände zum Halbseitenwiderstand,
- der Parallelschaltung der Halbseitenwiderstände zum Gesamtwiderstand.

I. Die Größe der Teilwiderstände von Vestibulum, Isthmus und Muschelregion

Von den Faktoren, welche den Strömungswiderstand bestimmen, sind nur zwei einer inspektorischen funktionellen Wertung zugänglich:

Die *Weite* des Kanals an typischen Querschnitten und die *Mittelachse* des Nasenlumen, vorgezeichnet durch den Bau der Nase. Von ihr ist die mittlere Strömungsrichtung abhängig.

1. Teilwiderstand in Abhängigkeit von der Weite bzw. des d_h

Unter *Weite* versteht man strömungsphysikalisch die Größe und Form der senkrecht zur Strömungsrichtung stehenden Querschnittsfläche, charakterisiert durch einen Kreis mit dem hydraulischen Durchmesser $d_h = 4\,F/U$ (S. 73).

Weite sagt also aus, daß trotz gleicher Fläche ein runder Querschnitt (z.B. Kindernasen, gelbe Rasse) widerstandsgünstiger ist als ein schmaler. Weite ist daher stets nach Flächengröße und Form zu beurteilen. Die Weite spielt für die Größe eines Teilwiderstandes eine entscheidende Rolle.
- Kleine hydraulische Durchmesser (Isthmus nasi) verursachen einen verhältnismäßig hohen Widerstand. Infolge der laminar-turbulenten Misch-

strömung der Nase gilt nämlich die Beziehung $W \sim 1/d^{4-5}$ oder $W \sim 1/F^{2-2,5}$ oder $D \sim F^{2-2,5}$ (S. 36).

- Die Flächenvergrößerung eines *weiten* Rohres ergibt *mehr* Durchgängigkeitsgewinn als die gleiche eines engeren Rohres (wichtig für die Parallelschaltung S. 90). Diese Gesetzmäßigkeit folgt ebenfalls aus $D \sim F^{2-2,5}$ und einer einfachen Potenzregel.

Zahlenbeispiel für F^2:

Große Fläche: $4^2 = 16$. Vergrößerung: $(4+1)^2 = 25$. Gewinn: 9.
Kleine Fläche: $2^2 = 4$. Vergrößerung: $(2+1)^2 = 9$. Gewinn: 5.

Dieser unterschiedliche Durchgängigkeitsgewinn bei einer Flächenvergrößerung zeigt, daß Fläche und Durchgängigkeit vorstellungsmäßig nicht gleichgesetzt werden dürfen. Der Arzt neigt dazu, da er nur die sichtbaren Größen Fläche oder Durchmesser gewöhnt ist, Widerstand bzw. Durchgängigkeit dagegen für ihn wenig anschauliche Begriffe sind.

2. Strömungswiderstand in Abhängigkeit von der mittleren Strömungsrichtung der Luft in der Nase

Um die physiologischen Funktionen, Klimatisation, Geruch, Ventilation der Nebenhöhlen und der Tube usw. zu erfüllen, muß der Atemstrom in der Nase richtig verteilt werden und ein günstiger Strömungswiderstand vorhanden sein. Dies setzt eine typische mittlere Strömungsrichtung der Luft in den einzelnen Lumenabschnitten voraus. Abweichungen davon begünstigen den Turbulenzgrad und können so trotz genügender Weite die Durchgängigkeit der Nase herabsetzen.

Verlauf der Strömungsrichtung nach neueren Untersuchungen:
- Entgegen den früheren Vorstellungen erfüllt die Atemströmung den *gesamten* freien Querschnitt der Nase (Masing 1967, Fischer 1969).
- Markierte Stromfäden nehmen allerdings entsprechend der Lage ihres Eintritts am Naseneingang und abhängig vom Atemstrom bestimmte Verläufe innerhalb der Gesamtströmung ein (Masing).
- Während der Inspiration wird bei zunehmender Strömungsgeschwindigkeit der obere Anteil des Nasenlumen überproportional belüftet.
- Bei der Exspiration wird der untere Nasenabschnitt stärker belüftet (Fischer).

Die *mittlere Strömungsrichtung* ist von der besonderen geometrischen Form der Nase vorgezeichnet, d.h. es besteht eine Abhängigkeit von der Mittelachse des Nasenlumens. Da Stromlinien nicht sichtbar sind, müssen wir uns zur Beurteilung eines ungestörten Strömungsverlaufs an dieser gedachten Mittelachse orientieren. Funktionsdiagnostisch lassen sich 4 Abschnitte mit typischer Achsenrichtung unterscheiden (Abb. 55):

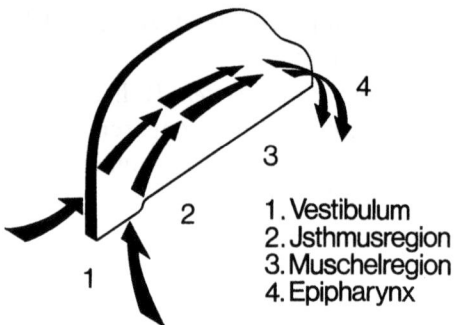

1. Vestibulum
2. Jsthmusregion
3. Muschelregion
4. Epipharynx

Abb. 55. Richtungen der Strömungsmittelachse in den einzelnen Nasenabschnitten

Das *Vestibulum* bestimmt die Einströmrichtung der Luft in das Cavum. Sie folgt in ihrer Gesamtheit der Vestibulumlängsachse. Diese ist infolge der polymorphen Form des Vestibulum etwas gekrümmt. Begradigt
bildet sie von der Seite gesehen mit der sagittalen Cavumachse einen Winkel von 100°–130° (Abb. 56), von vorne gesehen mit dem Septum einen
Winkel zwischen 16° und 130° (Abb. 57).

Der Luftstrom wird also durch das Vestibulum schräg von vorn, unten,
außen in die Nasenhaupthöhle eingeführt.

Allgemein bekannt ist die Darstellung (Abb. 58), wonach die Einströmrichtung der Luft in das Cavum allein durch die Stellung des äußeren
Nasenlochs bestimmt wird (Normal-, Haken-, Stupsnase). Diese Aussage
von van Dishoeck läßt sich in dieser Form nicht bestätigen. Würde man

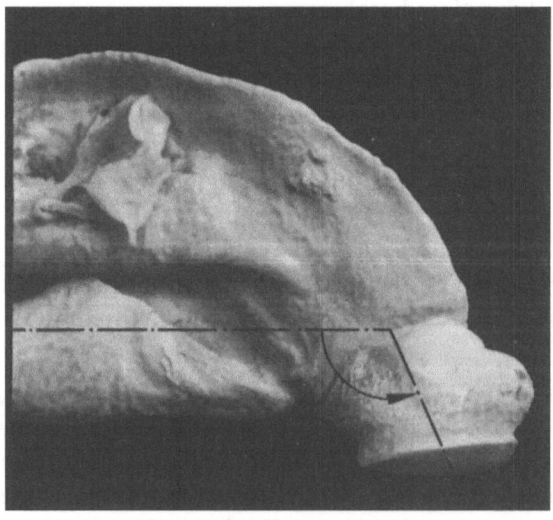

Abb. 56. Lumenabdruck laterale Seite. Winkel zwischen den eingezeichneten Mittelachsen
von Vestibulum und Cavum 110°–130°

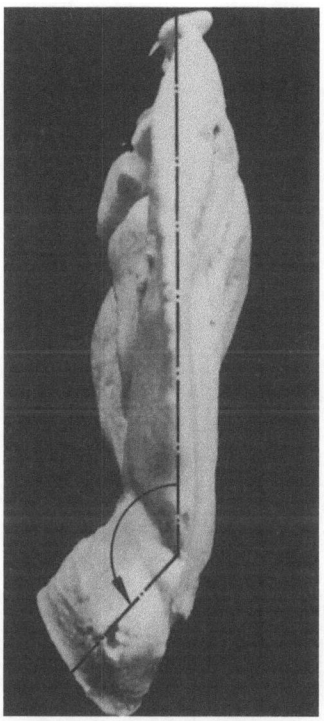

Abb. 57. Lumenabdruck von vorn. Winkel zwischen den eingezeichneten Mittelachsen vom Vestibulum und Cavum 130°–150°

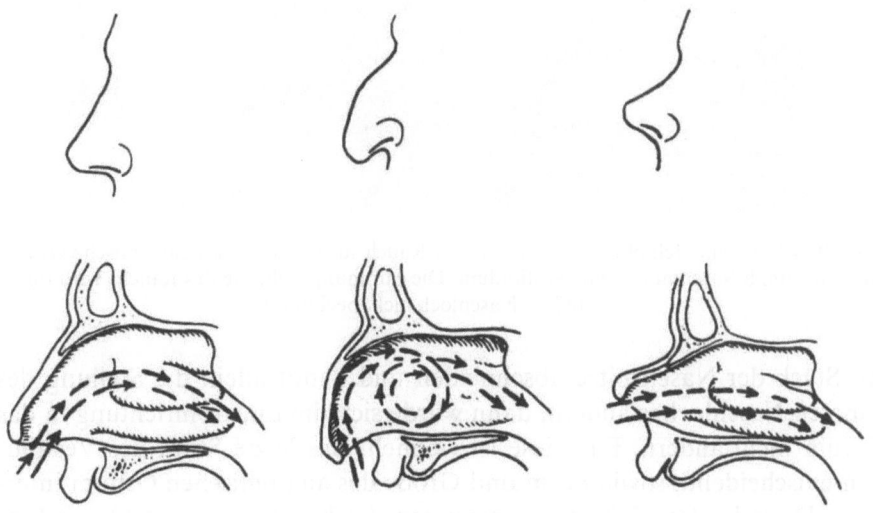

Abb. 58. Verschiedene Strömungsrichtungen der Luft, je nach äußerer Nasenform (aus Fomon)

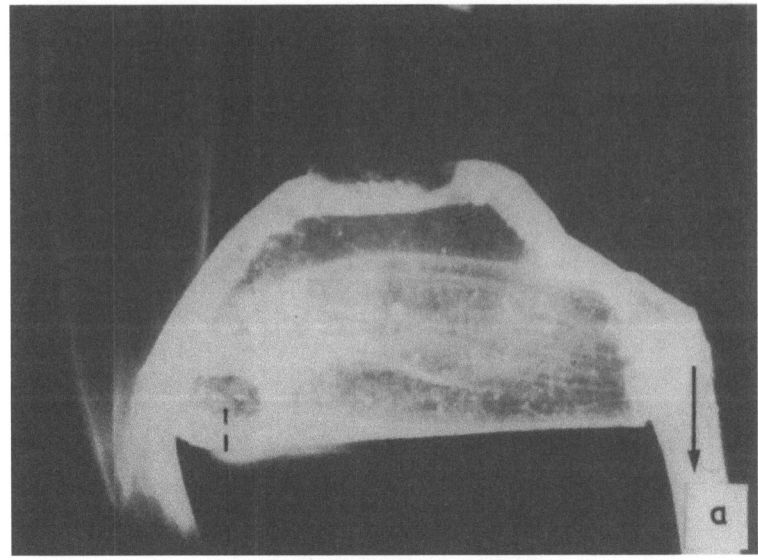

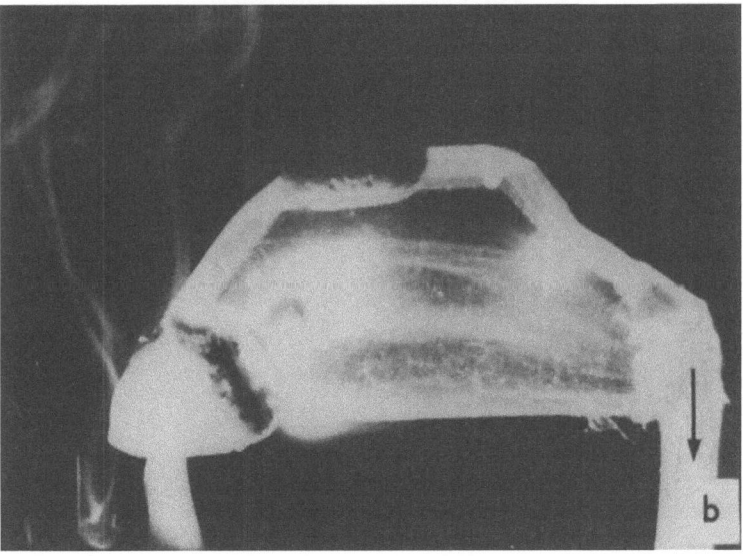

Abb. 59. a Cavummodell ohne Vestibulum. Der Rauch strömt durch das anatomische Ostium internum ein. **b** Nasenmodell mit Vestibulum. Die Strömungsrichtung des Rauchs wird durch das äußere Nasenloch nicht beeinflußt

ein Stück der Nasenspitze abschneiden und damit allein die Stellung des äußeren Nasenloches ändern, dann würde sich die Einströmrichtung in das Cavum nicht ändern. Für diese ist vielmehr das letzte Stück des Vestibulum entscheidend, sowie Form und Größe des anatomischen Ostium internum. Diese beiden Faktoren garantieren die Konstanz der richtigen Einströmrichtung, wie eigene Versuche ergaben (Abb. 59).

Im *vorderen Cavumabschnitt,* genauer in dem engen Raum zwischen anatomischem Ostium internum und Isthmus, wird der Luftstrom in zwei Ebenen umgebogen (Abb. 56, 57). In der Horizontalebene nach lateral, in der Sagittalebene nach caudal. Die Luft strömt nach diesen Richtungsänderungen parallel zum Septum und leicht aufwärts in die Muschelregion ein.

Im *hinteren Cavumabschnitt* läuft die Strömung parallel zum Septum, wird dann aber wieder zur Choane hin leicht abwärts gesenkt (Abb. 55).

Im *Epipharynx* biegt die Strömung rechtwinklig um (Abb. 55).

II. Der Halbseitenwiderstand als Ergebnis der Hintereinanderschaltung der Teilwiderstände

Die Teilwiderstände einer Nasenseite sind hintereinandergeschaltet. Sie addieren sich unter dem Vorbehalt, daß die durch die Kombination neu entstandenen Zu- und Abströmverhältnisse berücksichtigt werden.

– Der Gesamtwiderstand ist also immer größer als der Teilwiderstand.
– Innerhalb der Summe der Teilwiderstände dominiert entsprechend $W \sim 1/d^{4-5}$ (S. 36) der Widerstand der engsten Querschnittsfläche (Isthmus nasi) sehr stark, und verursacht dadurch etwa 60–70% des Gesamtwiderstandes (van Dishoeck 1936, Masing 1967, Fischer 1969).
– Kleine Flächenänderungen des Isthmus rufen so verhältnismäßig große Widerstandsänderungen der ganzen Seite hervor, was eine schnelle Widerstandsregulierung ermöglicht.

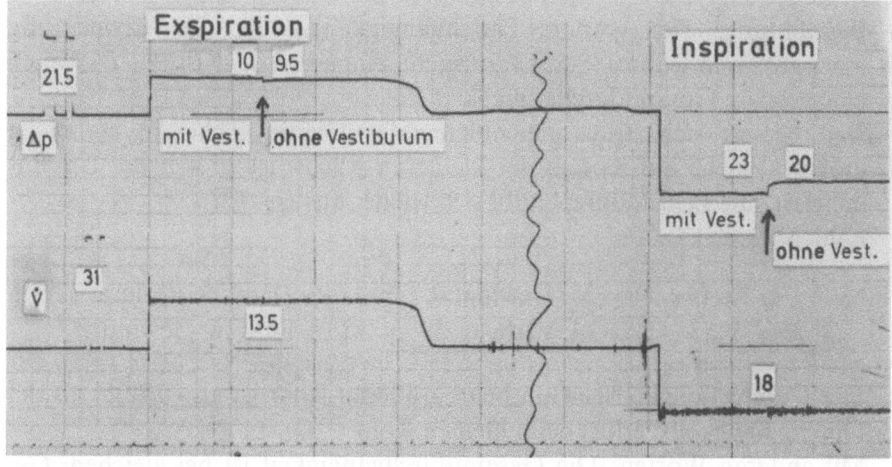

Abb. 60. Rhinomanogramm einer Leichennase, durch welche ein konstanter Luftstrom geleitet wurde. Nach Entfernung des Vestibulum ist Δp sowohl bei der Inspiration als auch bei der Exspriation gering niedriger. Es besteht keine Widerstandssenkung durch das Vestibulum

- Der hohe dominierende Isthmuswiderstand erklärt ferner die Tatsache,
  daß in rund einem Drittel der Fälle die Abschwellung der Nasenmu-
  scheln nicht entscheidend ins Gewicht fällt und keine wesentliche
  Senkung des Nasenwiderstandes auftritt.
- Anhang: Eine widerstandssenkende Wirkung des „Einlauftrichters"
  Vestibulum (van Dishoeck 1936) konnten wir nicht bestätigen (Abb. 60).

III. Die Gesamtdurchgängigkeit als Ergebnis der Parallelschaltung beider Nasenseiten

Die resultierende Gesamtdurchgängigkeit aus der Parallelschaltung beider
Nasenseiten ist schwer zu verstehen. Dies gilt besonders für Änderungen
der Weite der einzelnen Nasenseiten, wie dies bei operativen Eingriffen
ständig geschieht. Die Zusammenhänge lassen sich am einfachsten im
Vergleich mit der turbulenten Rohrströmung erläutern, zumal man die
Rohrgleichung $W_Q = \Delta p / \dot{V}^2$ (S. 39) vielfach als Meßgröße des Nasenwiderstandes verwendet hat.

Durchgängigkeit als Kehrwert des Widerstandes $D = 1/W$ vereinfacht
die mathematische Formulierung der Parallelgesetze (S. 37). Es gilt:

$$D_{bds} = (\sqrt{D_{re}} + \sqrt{D_{li}})^2 \text{ oder } D_{bds} = D_{re} + D_{li} + 2\sqrt{D_{re} \cdot D_{li}}$$

Daraus ergeben sich folgende Konsequenzen:

D_{bds} ist stets größer als die Summe von $D_{re} + D_{li}$, nämlich um $2\sqrt{D_{re} \cdot D_{li}}$
- D_{bds} ist günstiger, wenn die Querschnittsfläche des weiteren Rohres und
  nicht des engeren, um einen bestimmten Betrag vergrößert wird.
  Begründung: Der größere Durchgängigkeitsgewinn bei Erweiterung
  eines größeren Rohres (S.85) verursacht, eingesetzt in $(\sqrt{D_{re}} + \sqrt{D_{li}})^2$ auch
  eine größere Gesamtdurchgängigkeit.
- D_{bds} bessert sich, trotz gleichbleibender Gesamtfläche, je mehr die
  größere Fläche auf Kosten der kleineren wächst (je größer die Unsymmetrie!). Die Begründung ergibt sich wieder aus $D \sim F^2$.
  Zahlenbeispiel für F^2:

$$4^2 = 16; \quad (4+1)^2 = 25. \text{ Gewinn: } 9; \qquad (4-1)^2 = 9. \text{ Verlust: } 7$$
$$3^2 = 9; \quad (3-1)^2 = 4. \text{ Verlust: } 5; \qquad (3+1)^2 = 16. \text{ Gewinn: } 7$$

Der Durchgängigkeitsgewinn beim größeren Rohr ist also größer als der
Durchgängigkeitsverlust beim kleinen Rohr.
Mit anderen Worten: Die Gesamtdurchgängigkeit ist bei gleichem Ge-
samtquerschnitt am ungünstigsten, wenn beide Rohre den gleichen
Durchmesser haben.

Diese letzten beiden Aussagen dürfen nicht ohne weiteres auf komplexe Strömungskanäle, wie z.B. die Nase übertragen werden, da die physiologischen Auswirkungen völlig verschieden von den physikalischen Ergebnissen sein können. Dies beweisen unsere operativen Erfahrungen. Sie können aber in Einzelfällen eine Erklärung für eine Durchgängigkeitsverschlechterung nach Korrektur stark einseitiger Atembehinderungen sein.

Die Auswirkung der Parallelschaltung auf D_{bds} der Nase bei ein- oder beidseitigen Lumenänderungen

Für die Nase mit ihren unregelmäßig geformten Querschnitten gelten für die Parallelschaltung folgende Regeln, welche bei operativen Eingriffen zu berücksichtigen sind:

- D_{bds} der Nase ist, im Gegensatz zur Hintereinanderschaltung, stets größer als die Summe der Halbseitendurchgängigkeiten.
- Vergrößerungen der Gesamtfläche (z.B. durch Entfernung von massiven knöchernen Leisten, Spinae usw.) verbessern die Gesamtdurchgängigkeit.
- Um den physiologischen Aufgaben gerecht zu werden (Klimatisation, physiologischer Halbseitenrhythmus, symmetrische Belüftung beider Lungenhälften), müssen jedoch beide Nasenhälften etwa gleiche Weite haben. Es ist daher richtig, eine enge Nasenseite auch auf Kosten einer weiten Nasenseite zu vergrößern.
- Bei erheblichen Seitenunterschieden wird selbst eine objektiv hervorragende Gesamtdurchgängigkeit der Nase subjektiv meistens als nicht ausreichend empfunden.

Das Verhältnis der besseren zur schlechteren Nasenseite sollte daher nicht größer als $\frac{3}{2} = 1{,}5$ sein.

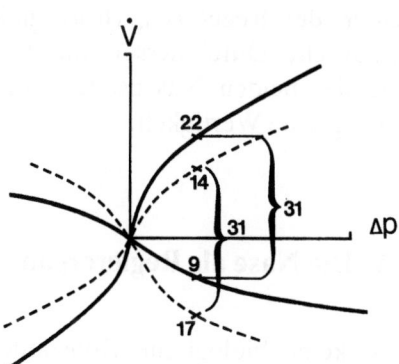

Abb. 61. Trotz gleichem $\dot{V}$ wird die Nasenatmung bei symmetrischer Durchgängigkeit besser empfunden als bei starker Seitendifferenz

Bei Verbesserung eines schlechten Seitenverhältnisses wird trotz unveränderter Gesamtdurchgängigkeit von dem Patienten eine Verbesserung der Nasenatmung empfunden (Abb. 61).

- Korrekturen spaltförmiger Querschnitte in eine mehr gerundete Form verbessern den hydraulischen Durchmesser. Dies entspricht strömungsphysikalisch ein- oder beidseitigen Flächengewinnen und damit Vergrößerung der *Gesamt*fläche mit Verbesserung von D_{bds} (Abb. 62).

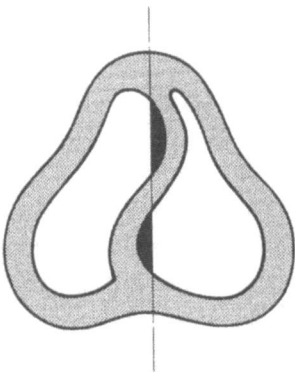

Abb. 62. Durch Begradigung des Septum wird weder rechts noch links ein Flächengewinn erzielt (siehe schwarze Flächen). Trotzdem wird der hydraulische Durchmesser und damit die Durchgängigkeit verbessert

- Durch Querschnittskorrekturen wird meist auch eine nicht normal verlaufende Cavum-*längs*-achse korrigiert und damit eine Normalisierung der mittleren Strömungsrichtung mit Verbesserung der Aerodynamik erreicht. So wird eine über die absolute Flächenänderung hinausgehende Verbesserung von D_{bds} erzielt.

Zusammenfassung: Im Gegensatz zu parallel-geschalteten kreisrunden Röhren verbessert sich in der Regel D_{bds} (trotz gleicher Gesamtfläche) durch günstigere hydraulische Durchmesser und bessere Aerodynamik, wenn die Unsymmetrie der beiden Nasenseiten korrigiert wird. Immer bessert sich dabei die biologische Wertigkeit.

IV. Die Nase als Reglerorgan

Der Atemwiderstand ist keine biologische Konstante. Vielmehr wird er ständig dem nötigen Atemvolumen angepaßt, um die Atemarbeit gering zu halten. Dazu besitzt die Nase zwei Reglermechanismen:

- eine Schnellregulation mit Hilfe der Funktionseinheit Vestibulum – vorderes Cavum und
- eine Langzeitregulation (Muscheln).

1. Kurzzeitregulation – Nasenklappe

Nach bisherigem Verständnis wird durch die Seitwärtsbewegung der sogenannten *Nasenklappe* (nach Mink 1920 die Fläche des Lateralknorpels, in der Hauptsache sein vorderer Rand) der schmale obere Spalt des Isthmus erweitert, was eine erhebliche Widerstandssenkung zur Folge haben soll. Diese Erklärung ist unvollständig und führt zu falschen Schlußfolgerungen.

Prinzipiell wirken alle Teile des Vestibulums und des vorderen Cavums als Funktionseinheit zusammen.

Die „Nasenklappe" besitzt innerhalb dieser Einheit lediglich eine Halte- und Stellfunktion für die an ihrem caudalen Rand angeheftete Bindegewebsfläche, welche sie in einem tonischen Abstand vom Septum hält.

Wird die Klappe abgespreizt, spielt sich folgender Synergismus ab (Abb. 54):

- Seitwärtsbewegung der *gesamten* beweglichen lateralen Nasenwand, d. h. des Lateralknorpels, der angehefteten Bindegewebsfläche und des eigentlichen Nasenflügels.
- Auswölbung des Vestibulumbodens mit geringer Abwärtsbewegung des Crus mediale.

Dadurch kommt es nicht nur zu einer Erweiterung des oberen Isthmusspaltes, sondern, *viel effektiver,* auch zu einer beträchtlichen Erweiterung des unteren Isthmusabschnittes. Die bisherige Überbetonung der „Nasenklappe", d. h. des oberen Isthmusspaltes, zeigt sich in folgendem einfachen Versuch. Preßt man die Minksche Klappe, d. h. den Cartilago lateralis, an das Septum, so kann man in behinderter Form weiter durch die Nase atmen. Drückt man dagegen die Nasenflügelfurche nur leicht septumwärts, dann ist eine Nasenatmung fast unmöglich. Dieser Versuch wurde von Ferrara auch rhinomanometrisch geprüft und bestätigt. Auf diesem Zusammenhang beruht auch der rhinomanometrische Nachweis einer Isthmusstenose durch den Dilatationstest (S. 122).

Zusammengefaßt erfolgt eine *latero-basale* Ausrundung des gesamten Vestibulum mit Erweiterung des äußeren Nasenloches, des anatomisch inneren Nasenloches und des gesamten Isthmusspaltes. Dies bewirkt:
- eine Erleichterung des Lufteinstroms in das Cavum über das erweiterte Vestibulum,
- eine Widerstandssenkung durch Erweiterung des Isthmus.

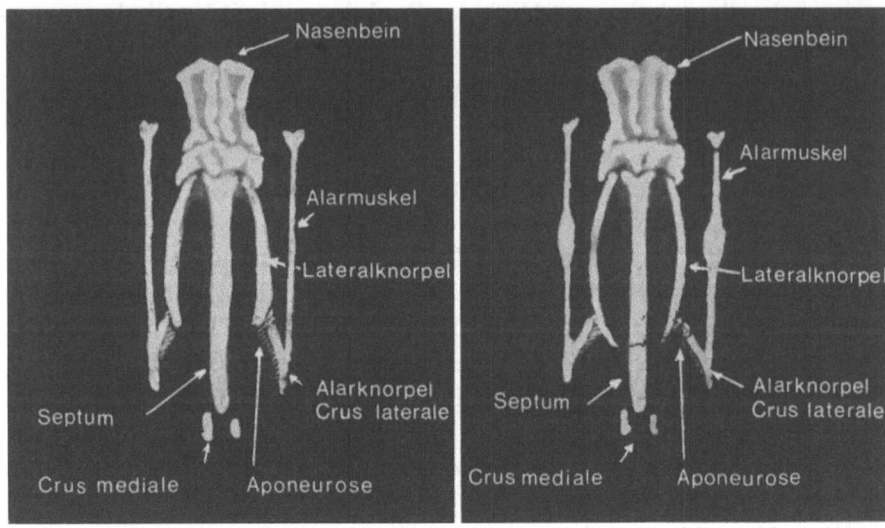

Abb. 63. Schematische Darstellung der Funktion der Nasenklappe nach Fomon. Bei tiefer Inspiration nähert sich der Lateralknorpel dem Septum und verengt den Isthmus

Alle drei Querschnittsflächen erfahren eine Zunahme ihres hydraulischen Durchmessers in folgender Größenordnung (Riedel 1968):

Äußeres Nasenloch:	30%
Anatomisches Ostium internum:	17%
Isthmus nasi:	18,5%

Hierbei ist jedoch zu berücksichtigen, daß die geringere Zunahme des hydraulischen Durchmessers des Isthmus im Vergleich zum äußeren Nasenloch trotzdem stark widerstandssenkend ist, weil hier die engste Querschnittsfläche des Nasenlumen erweitert wird.

Bei aktiver Tonisierung der Nasenflügel tritt also keine Verkleinerung der Isthmusfläche ein, wie sie von Fomon (1960) unter der Annahme einer *Kippbewegung* im Isthmusbereich beschrieben wurde (Abb. 63). Dies würde eine erhebliche Widerstandsvermehrung bedeuten, was den Ergebnissen des Belastungstestes (S. 121) widerspricht. Hierbei werden wegen der Ventilation hoher Atemströme die Nasenflügel tonisiert. Trotzdem kommt es zu einer erheblichen Senkung und nicht Steigerung des Widerstandes.

2. Langzeitregulation

Für die Langzeitregulation ist der Schwellungsgrad der Nasenmuscheln verantwortlich. Wird durch eine starke Schwellung der Muscheln die

Querschnittsfläche des hinteren Cavum gleich oder kleiner als die des Isthmus nasi, so entsteht in diesem Bereich ein hoher Widerstand, welcher sich zum Isthmuswiderstand addiert. Die Langzeitregulation des Nasenwiderstandes dient:
- der Erscheinung des Nasenmuschelzyklus,
- der Anpassung an Klimaveränderung,
- der Anpassung an arbeitsmäßige Belastungen,
- der Anpassung an Lageveränderungen.

Nasenmuschelzyklus

Unter dem Nasenmuschelzyklus (Heetderks 1927, Stoksted 1952, Drettner 1963, Flottes 1961, Riu 1971 und Masing 1969) versteht man die wechselseitige Verschlechterung der Durchgängigkeit einer Nasenseite bei Verbesserung der anderen in Perioden von 2–6 Stunden Dauer. Diesen nasalen Zyklus kann man bei etwa 80% aller Menschen feststellen. Bei stärkeren Septumdeviationen, oder Atembehinderungen anderer Natur, ist der nasale Zyklus gestört (Masing 1969). Die physiologische Bedeutung dieses Zyklus ist nicht bekannt. Ogura und Stoksted (1958) neigen dazu, diese Einrichtung als wichtig für die Klimatisation der Atemluft anzusehen. Mißt man die einzelnen Nasenseiten getrennt, so unterliegen sie dem geschilderten periodischen Wechsel. Der Gesamtatemwegswiderstand bleibt dagegen in engen Grenzen gleich (Büsser und Schibli 1973).

Aufgrund dieser Tatsachen genügt es nicht bei langfristigen Kontrollen des Nasenwiderstandes nur die eine Nasenseite zu messen. Es muß dann stets der Gesamtwiderstand der Nase bestimmt werden.

Klimaanpassung

Die *Anwärmung* der Luft wird hauptsächlich durch Dilatation des oberflächen Arteriolengeflechtes in der Schleimhaut verursacht (die Schleimhaut sieht rot aus). Die *Anfeuchtung* der Atemluft geschieht durch Sekretion und Transsudation bei Schwellung der cavernösen Räume (die Schleimhaut wirkt verdickt).

Je nach Temperatur und Feuchte der Luft resultieren verschiedene Schwellungszustände der Nasenmuscheln mit verändertem Nasenwiderstand. Deshalb ist bei Kontrollmessungen unbedingt auf die Einhaltung einheitlicher Meßbedingungen zu achten, d.h. der Patient soll möglichst eine ¼ Stunde an das Meßklima, vor allem während der Heizperiode, adaptiert werden.

Dieses Meßklima ist immer annähernd gleich zu halten.

Mehrfach wurde der Einfluß von Kälte und Wärme auf die Durchgängigkeit der Nase untersucht, da sie für das Erkältungsgeschehen und seine Behandlung eine Rolle spielen.

So stellte Drettner (1961) ein Absinken des Widerstandes nach Einwirkung von *Kälte* fest. Cole (1954) und Zabinski (1974) registrierten nach *Wärmeanwendung* eine Erhöhung des Widerstandes (S. 138). Ebenfalls eine Erhöhung des Atemwiderstandes soll nach Inhalationen von CO_2 *angereicherter* Luft erfolgen (Dallimore und Eccles 1977).

Anpassung des Atemwiderstandes an körperliche Belastung

Übereinstimmend mit allen anderen Untersuchern konnten auch wir ein erhebliches Absinken des Widerstandswertes konstatieren. Nach Belastung von 100 W mit einem Fahrradergometer über 5 min ergab sich in 76% der Fälle ein deutlicher Abfall des Widerstandswertes. In 24% der Fälle blieb der Widerstandswert gleich. Ähnlich wie van Dishoeck nehmen wir an, daß auch die Nasenwiderstandsregulation zentral erfolgt. Hierbei ist zunächst eine schnelle Anpassung durch Lumenänderung im vorderen Nasenabschnitt anzunehmen. Bei länger dauernder Belastung kommt es zu einem Abschwellen der Nasenmuscheln.

Tageszeitliche Schwankungen

Im Tagesverlauf ist eine kontinuierliche Abnahme des Nasenwiderstandes festzustellen. *Die Abweichungen liegen zwischen 0 und 15% des Ausgangswertes.* Einzelfälle differieren jedoch häufig von dieser Tendenz (Löb 1976). Die Abnahme des Widerstandes im Tagesverlauf kann mit dem erhöhten Sympathikotonus während des Tages erklärt werden.

Reaktion auf Lageänderung

Von Cottle (1968) und Randcrantz (1971) wurde ein Anstieg des Widerstandes beschrieben, sobald der Kopf zur Seite geneigt wurde, bzw. Seitenlage eingenommen wurde. Es entsteht ein erhöhter Füllungsgrad der nach unten liegenden Muschel. Vergleichende rhinomanometrische Untersuchungen sind also in der gleichen Position vorzunehmen.

3. Konsequenzen aus der Reglerfunktion für die Rhinomanometrie

Die Lumenweite und damit der Nasenwiderstand ist *keine* konstante Größe. Dies tritt infolge des Halbseitenrhythmus besonders für eine Nasenhälfte zu, in geringerem Maß aber auch für den beidseitigen Widerstand. Deshalb muß bei Vergleichsuntersuchungen folgendes beachtet werden:

1. Die Messung darf nicht unmittelbar nach körperlicher Arbeit vorgenommen werden (z. B. Treppensteigen).
2. Der Meßraum sollte möglichst immer das gleiche Meßklima besitzen. Dem Patient ist eine genügend lange Adaptationszeit (15 min) an den

Meßraum zu gewähren. Dies ist speziell im Winter wichtig, wo der Unterschied zwischen Außen- und Innenklima recht erheblich ist.

3. Der Vergleich des Meßergebnisses mit dem inspektorischen Befund muß *unmittelbar* vor- oder nach der Messung erfolgen (Halbseitenrhythmus!). Ist dies nicht möglich, so ist der Patient stets zu fragen, ob die Durchgängigkeit seiner Nase im Moment der Inspektion etwa der Durchgängigkeit während der rhinomanometrischen Messung entsprach. Dies ist zu notieren.

4. Bei Kontrollmessungen kann von einer *Änderung* des Nasenwiderstandes nur dann gesprochen werden wenn:

- diese die physiologische Variationsbreite von 10–15% überschreitet bzw. einen Mindestwert von 4–5 l/min (bei $\Delta p = 15$ mm/WS) erreicht,
- sich bei Wiederholungsmessungen stets die gleiche Tendenz einer Verbesserung oder Verschlechterung feststellen läßt,
- bei kleineren Wirkungsunterschieden anspruchvollere statistische Modelle zur Hilfe gezogen werden, vor allem Leerkontrollen und genügend hohe Fallzahlen, d.h. mindestens 50 Versuchspersonen.

K. Diagnoseaufbau zur Klärung einer nasalen Atembehinderung

Aufgabe einer Funktionsdiagnostik ist es *Ausmaß und Ursache* einer nasalen Atembehinderung festzustellen. Die Erreichung dieses Ziels stützt sich in klassischer Weise auf:

– die Anamnese,
– den inspektorischen Befund,
– das rhinomanometrische Meßergebnis.

Sie bilden zusammen eine Einheit und müssen daher nach gleichen Maßstäben funktionell analysiert, quantitativ bewertet und dann zur Diagnose zusammengefaßt werden.

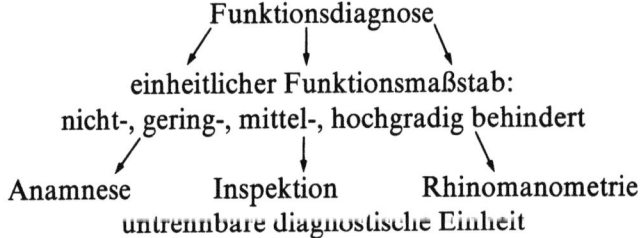

Die Vierer-Einteilung des Funktionsmaßstabes hat sich bewährt. Eine Dreier-Einteilung erwies sich als zu groß, da im Zweifelsfall zu viele Befunde aus der Gruppe gut bzw. schlecht in die Gruppe ausreichend einsortiert wurden.

Diagnoseschema

Im einzelnen kann der Diagnostik folgendes Schema zugrunde gelegt werden:

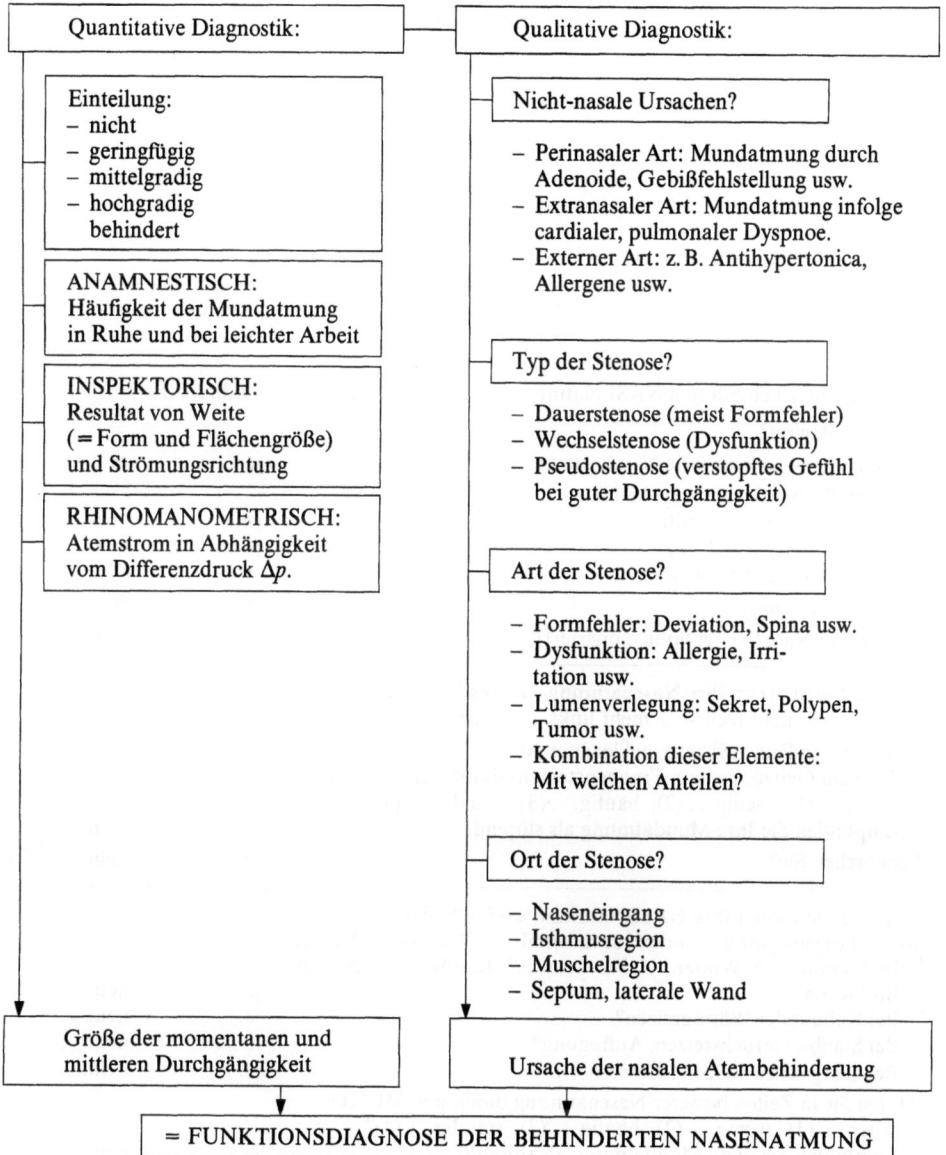

Quantitative Diagnostik:	Qualitative Diagnostik:
Einteilung: – nicht – geringfügig – mittelgradig – hochgradig behindert	**Nicht-nasale Ursachen?** – Perinasaler Art: Mundatmung durch Adenoide, Gebißfehlstellung usw. – Extranasaler Art: Mundatmung infolge cardialer, pulmonaler Dyspnoe. – Externer Art: z. B. Antihypertonica, Allergene usw.
ANAMNESTISCH: Häufigkeit der Mundatmung in Ruhe und bei leichter Arbeit	**Typ der Stenose?** – Dauerstenose (meist Formfehler) – Wechselstenose (Dysfunktion) – Pseudostenose (verstopftes Gefühl bei guter Durchgängigkeit)
INSPEKTORISCH: Resultat von Weite (= Form und Flächengröße) und Strömungsrichtung	**Art der Stenose?** – Formfehler: Deviation, Spina usw. – Dysfunktion: Allergie, Irritation usw. – Lumenverlegung: Sekret, Polypen, Tumor usw. – Kombination dieser Elemente: Mit welchen Anteilen?
RHINOMANOMETRISCH: Atemstrom in Abhängigkeit vom Differenzdruck Δp.	**Ort der Stenose?** – Naseneingang – Isthmusregion – Muschelregion – Septum, laterale Wand
Größe der momentanen und mittleren Durchgängigkeit	Ursache der nasalen Atembehinderung

= FUNKTIONSDIAGNOSE DER BEHINDERTEN NASENATMUNG

Für die einzelnen Teilfragen haben Anamnese, Inspektion und Rhinomanometrie eine spezielle, sich ergänzende Bedeutung.

L. Anamnese

Name	Vorname	Datum
Beruf	Alter	

DAUER Ihrer behinderten NASENatmung: Wochen...? Monate...? Jahre...?

Genauer Beginn?

Hatten Sie vorher eine freie Nasenatmung?	ja...	nein...
Nehmen Sie häufig oder regelmäßig:		
– abschwellende Nasenmittel?	ja...	nein...
– blutdrucksenkende Mittel?	ja...	nein...
– welche anderen Medikamente?		
Sind Sie kurzatmig?	ja...	nein...
Sind Sie an Nase/Nebenhöhlen operiert?	ja...	nein...

Nur ausfüllen, wenn Ihre Nasenatmung *dauernd* behindert ist!
– Ist sie dies mehr rechts... mehr links... beiderseits...?

Atmen Sie in Ruhe (Sitzen), bei leichter Arbeit
(schnellem Gehen, kurzem Treppensteigen) durch den MUND:

– selten...(1), wenig...(2), häufig...(3), ständig...(4)?		
– Empfinden Sie Ihre Mundatmung als störend?	ja...	nein...
Schnarchen Sie?	ja...	nein...

Nur ausfüllen wenn Ihre NASENatmung *wechselhaft* ist!
Ist sie dies gänzjährig... oder nur saisonal...? Wird sie schlechter:

– Im Sommer...? Winter...? Morgens...? Tagsüber...? Nachts...?		
– Im Liegen?	ja...	nein...
– Bei Kälte- oder Wärmereizen?	ja...	nein...
– Bei Staub-, Geruchsreizen, Aufregung?	ja...	nein...
– Bei allergischen Reizen (Blüten o. ä.)?	ja..	nein...
Atmen Sie in Zeiten besserer Nasenatmung durch den MUND:		
– selten...(1), wenig...(2), häufig...(3), ständig...(4)?		
– Empfinden Sie diese Mundatmung als störend?	ja...	nein...
Niesen Sie häufig?	ja...	nein...
Haben Sie viel Schnupfen?	ja...	nein...
– wäßrig...? schleimig...? eitrig...?		

Ist Ihre Nase ständig oder öfter wie verstopft (Trockenheitsgefühl) *ohne* daß Sie durch den MUND atmen müssen?	ja...	nein...

Ist Ihre NASENatmung *im Moment*:
– gut...(1), ausreichend...(2), mäßig...(3), schlecht...(4)?
– gleich..., besser..., schlechter... als sonst?

(1) nicht-, (2) gering-, (3) mittel-, (4) hochgradig behindert.

Die Anamnese als zeitlicher Längsschnitt ist unentbehrlich zur Festlegung des *Typs* einer Atembehinderung. Ferner erfaßt sie *Ursachen externer und extranasaler Art.*

Schwierig ist die Beurteilung der Angaben des Patienten über die *Größe* der Behinderung der Nasenatmung, da diese nur die subjektive Interpretation des Atemgefühls sind und nicht primär der Durchgängigkeit der Nase.

Es ist daher anamnestisch grundsätzlich zu unterscheiden zwischen echter Mundatmung und einem lediglich gestörten nasalen Atemgefühl. Beide können nasale und nicht-nasale Ursachen haben. Zur Klärung dieser Fragen hat sich der folgende *Fragebogen* bewährt, dessen Auswertung sich aus den anschließenden Kapiteln ergibt.

I. Nicht-nasale Ursachen einer Mundatmung

Eine Mundatmung ist noch kein Beweis für eine behinderte nasale Durchgängigkeit. Nicht-nasale Ursachen müssen ausgeschlossen werden.
– Perinasale Ursachen einer Mundatmung (Gebiß- und Kieferanomalien, hypertrophe Tonsillen usw.) ergeben sich weniger aus der Anamnese als aus dem inspektorischen Befund von Epipharynx, Mund und Rachen.
– Von den extranasalen Ursachen sind anamnestische Erkrankungen der Lunge und des Herzens sowie alle Erkrankungen, welche mit einer Dyspnoe einhergehen, zu erfassen.
– Externe Ursachen sind häufiger als vermutet Ursache einer behinderten Nasenatmung. Abschwellende Nasenmittel werden oft mißbraucht und führen zur bekannten Rhinopathia medicamentosa. Antihypertonika (vor allem reserpinhaltige Präparate) sollten stets, auch bei jüngeren Patienten, in Erwägung gezogen werden. Allergene und berufliche Noxen (siehe S. 124 ff.).

II. Typ der nasalen Atembehinderung

Wir unterscheiden vier Stenosetypen:
1. Dauerstenose (Formfehler, chronische nasale Dysfunktion, lumenverengende Neubildungen). Vier Punkte sind charakteristisch: Mundatmung, gleiche Stärke der Atembehinderung über lange Zeit, kein akuter Beginn, keine Begleitsymptome. Akut tritt die Dauerstenose nur als Folge eines Traumas der Nase in Erscheinung. Leichte Störungen machen sich erst bei

leichter Arbeit, z.B. Treppensteigen, schnelles Laufen bemerkbar. Stärkere Behinderungen sind schon in Ruhe vorhanden, z.B. im Sitzen und im Stehen.

2. Temporäre Dauerstenose (subchronische nasale Dysfunktion). Meist klarer Beginn bei vorher freier Nasenatmung. Ursache: Mißbrauch abschwellender Nasentropfen, Antihypertonika, länger einwirkende berufliche Noxen, Allergie.

3. Wechselstenose (Dysfunktion allergischer oder irritativer Art). Diese relativ häufige Form wird von den Patienten gern mit einer Dauerstenose verwechselt. Sie bezeichnen ihre Nasenatmung ganz allgemein als schlecht, obwohl sie während freier Intervalle im Laufe des Tages oder über längere Zeiträume keine Mundatmer sind. Die Behinderung ist oft wechselseitig, während bei der Dauerstenose eine Nasenseite oder beide dauerhaft blockiert sind. Die Wechselstenose ist Folge einer nasalen Dysfunktion. Ihre Ursachen sind vielgestaltig. Häufig liegt eine Allergie vor. Daher ist die Frage nach Begleitsymptomen wie Niesreiz und Sekretion sehr aufschlußreich. Siehe spezielle Allergieanamnese S. 127.

4. Pseudostenose (verstopftes Gefühl bei ausreichender Nasenatmung). Klagen über eine „verstopfte" Nase. Auf Befragen stellt sich heraus, daß trotz dieses Verstopfungsgefühls nicht durch den Mund, sondern durch die Nase geatmet wird. Es handelt sich also um eine nasale Mißempfindung. Betroffen sind meist ältere Personen oder Patienten mit trockener Schleimhaut.

III. Größe der nasalen Atembehinderung

Grundsätzlich ist die nasale Durchgängigkeit nur dann behindert, wenn:
- ständig oder zeitweilig,
- in Ruhe oder bei leichter Arbeit,
- und nach Ausschluß nicht-nasaler Ursachen (S. 101) eine Mundatmung vorhanden ist.

Es ist zu unterscheiden zwischen:
- Der mittleren Durchgängigkeit $\bar{D}_A$*, d.h. der Güte der Nasenatmung über längere Zeit hinweg, entweder als Dauerstenose bzw. während der freien Intervalle bei Wechselstenose.
- Der Größe der momentanen Durchgängigkeit $\dot{D}_A$, welche erheblich von $\bar{D}_A$ abweichen kann.

Die *Größe der mittleren Durchgängigkeit* $\bar{D}_A$ ergibt sich aus den anamnestischen Daten des Fragebogens in folgender Weise:

---

* Der Index A steht für anamnestisch ermittelt

1. Festlegung ob Dauer-, Wechsel- oder Pseudostenose
2. Wertung der Häufigkeit der Mundatmung
- bei Dauerstenose
- im freien Intervall bei Wechselstenose.

Sie repräsentiert die mittlere Durchgängigkeit $\bar{D}_A$, allerdings erst nach Abzug

3. nicht-nasaler Ursachen der Mundatmung oder des Einflusses zu- oder abschwellender Medikamente.

4. Zusätzlich zu $\bar{D}_A$ ist das Ausmaß der subjektiv empfundenen Behinderung zu registrieren.

Die Toleranz gegenüber einer Atembehinderung ist sehr unterschiedlich. Nicht selten wird deshalb eine Diskrepanz zwischen den Angaben der Mundatmung und der Güte der Nasenatmung festgestellt. Entweder wird trotz angegebener häufiger Mundatmung die Nasenatmung als gut bezeichnet, oder die Nasenatmung wird als schlecht angegeben, während die Mundatmung auch bei leichter Arbeit verneint wird. Im letzteren Fall liegt meist keine Dauerstenose durch Formfehler, sondern eine Wechsel- oder Pseudostenose vor. In solchen widersprüchlichen Fällen sind die angegebenen Beschwerden mit den Patienten erneut durchzusprechen.

Beispiel: Häufigkeit der Mundatmung: wenig (2). Subjektive Beurteilung der Nasenatmung: schlecht (4).

Grund der Diskrepanz: Wechselstenose durch reserpinhaltiges Blutdruckmittel (Trockenheitsgefühl und vor allem nachts nasale Obstruktion).

Die Größe der momentanen Durchgängigkeit $\dot{D}_A$ ergibt sich durch Korrektur von $\bar{D}_A$, wenn die Nasenatmung im Moment besser oder schlechter empfunden wird. Inspektion und Rhinomanometrie können jeweils nur die momentane Durchgängigkeit bewerten. $\dot{D}_A$ dient deshalb als entscheidende Vergleichsgröße.

Die häufigsten *anamnestischen Fehler* entstehen durch Gleichsetzung:
- der subjektiven Wertung der Atembehinderung mit der objektiven Durchgängigkeit (nasal bedingte Mundatmung!),
- der Dauer- mit der Wechselstenose,
- einer Mundatmung mit einer behinderten Nasenatmung ohne Berücksichtigung nicht-nasaler Ursachen,
- einer Pseudostenose mit einer behinderten Durchgängigkeit,
- der momentanen Atembehinderung mit der mittleren Durchgängigkeit.

M. Inspektorischer Befund

Die Inspektion ist unentbehrlich zur Bestimmung von *Art* und *Ort* der Atembehinderung, da die Anamnese darüber keine Aussage machen kann. Sie objektiviert ferner *peri- und extranasale Ursachen* einer Mundatmung. Problematisch ist aus strömungsphysikalischen Gründen die Schätzung der *Größe der Atembehinderung.* Ferner ist zu beachten, daß immer nur ein Momentbefund beurteilt werden kann. Die Inspektion bedarf hier der Ergänzung durch die Anamnese und der Rhinomanometrie. Bisher waren unsere Befunde rein deskriptiver Art. Sie beschrieben Deviationen, Leisten, Spinae, Rinnen usw., ohne sich jedoch festzulegen, welches Ausmaß einer Behinderung dadurch hervorgerufen wurde. Eine Korrelation zur quantitativen Aussage der Anamnese und zum rhinomanometrischen Meßergebnis konnte so nicht hergestellt, und die Wechselbeziehung zwischen Form und Funktion nicht geklärt werden.

Eine funktionelle Beurteilung eines inspektorischen Befundes kann immer nur eine Schätzung sein und unterliegt daher der Subjektivität und dem Wissen des Untersuchers. Die Erfahrung zeigte jedoch, daß sich bei Beachtung physikalisch-physiologischer Gesetzmäßigkeiten übereinstimmende Ergebnisse auch durch verschiedene Untersucher erzielen lassen.

Ein vollständiger inspektorischer Befund besteht aus:
- einer morphologischen Beschreibung von Art und Lokalisation des nasalen Atemhindernisses,
- einer Schätzung des Ausmaßes der Atembehinderung nach einheitlichem Funktionsmaßstab,
- der Feststellung extranasaler oder perinasaler Faktoren, welche eine Mundatmung hervorrufen können.

I. Inspektorische Befundung extranasaler Störungen

Leitsymptom: *Dyspnoe.* Diese kann in-, exspiratorischer- oder allgemeiner Natur sein, je nachdem, ob sie durch cardiale-, pulmonale Faktoren oder andere Erkrankungen verursacht ist. Bei Dyspnoe durch erhöhten Lungenwiderstand wird trotz normalem Atemwiderstand der Nase oft zur Mundatmung übergegangen. Die Korrektur auch einer nur mittelgradigen Atembehinderung ist hierbei vertretbar.

Wichtig ist der *Atemtyp* des Patienten, d. h., ob eine ruhige, tiefe Gesamtatmung oder eine schnelle, oberflächliche Atmung vorhanden ist. Bei ruhiger gleichmäßiger Atmung (glatte Meßkurven) wird ein erhöhter Nasenwiderstand erfahrungsgemäß nicht so störend empfunden wie bei frequenter schneller Atmung.

II. Inspektorische Befundung perinasaler Störungen

Sie kennzeichnen sich durch eine *Mund*atmung. Ein korrekter Mundschluß ist nicht möglich. Dadurch ist eine einwandfreie Nasenatmung trotz ausreichender Durchgängigkeit ausgeschlossen. Die Ursachen sind vielfältig:
– Zu kurze Oberlippe im Verhältnis zur Länge der Frontzähne.
– Zahnfehlstellungen, besonders schwerwiegend bei Rückbiß und transversaler Enge (Trimborn 1976).

Über den ursächlichen Zusammenhang zwischen erschwerter Nasenatmung und Zahnfehlstellung gibt es zwei verschiedene Meinungen.
Eine 1. Theorie beschuldigt die behinderte Nasenatmung als Ursache von Anomalien der Kieferform und der Zahnstellung bei Kindern. Bei Behinderung der Nasenatmung tritt zwangsweise zunächst eine Mundatmung auf, die dann unter Umständen zur habituellen Mundatmung werden kann. Nach Kantorowitz (1924) und Schwarz (1954) führt jede Mundatmung zu einer Störung des muskulären Gleichgewichts. Die Formung des harten Gaumens durch Anlegung der Zunge entfällt. Der Tonus der Wangenmuskulatur wird durch die offene Mundhaltung gesteigert. Beide Faktoren führen zur Kompression des Oberkiefers (transversaler Engstand mit spitzzulaufender Oberkieferfront bis hin zur Prognathie).
Nach Angle zieht gleichzeitig bei offenem Mund die Unterzungenmuskulatur den Unterkiefer nach dorsal abwärts. Dies verursacht den Rückbiß.
Die 2. Theorie verneint den Zusammenhang zwischen Dysgnathie und behinderter Nasenatmung (Kinsley und McKenzie, zitiert bei Trimborn 1976, u.a.) und macht heriditäre Faktoren verantwortlich.

– Spitzbogengaumen, Spaltbildungen.
– Hypertrophe Tonsillen. Postoperative anteriore Messungen des Nasenwiderstandes nach alleiniger Tonsillektomie, ergaben fast immer eine Verbesserung der Nasenatmung (Hanf 1970).

Eine quantitative Schätzung des Ausmaßes von extra- oder perinasalen Störungen ist nicht möglich.

Wichtig ist aber einen solchen Einfluß zu erkennen und in Rechnung zu stellen. Manche Unzufriedenheit des Patienten nach Nasenoperationen kann vermieden werden, wenn der Patient vorher auf diese Zusammenhänge aufmerksam gemacht worden ist. Andererseits zeigt sich die Notwendigkeit der Rhinomanometrie, da inspektorisch oft nicht sicher entschieden werden kann, ob eine Mundatmung allein oder nur teilweise durch perinasale Faktoren verursacht ist, d. h. ob zusätzlich eine behinderte Nasenatmung vorliegt. Ein normaler rhinomanometrischer Wert verhindert unnötige Nasenoperationen.

III. Inspektion nasaler Störungen

Funktionell wichtig ist die Unterscheidung
- eines Formfehlers (meist Dauerstenose) und
- einer Dysfunktion (meist Wechselstenose oder Pseudostenose).

Beide können kombiniert auftreten. Daher die Frage: Wieviel Formfehler, wieviel nasale Dysfunktion?

1. Inspektorische Beurteilung der Größe der Atembehinderung durch nasale Formfehler

Auf die morphologische Beschreibung von nasalen Formfehlern braucht hier nicht eingegangen werden. Jedoch ist es wertvoll, im Interesse einer einheitlichen Dokumentation die Befunde in eine Schemazeichnung einzutragen (Abb. 64). Das eigentliche Problem ist die Beurteilung der Größe der Atembehinderung durch die einzelnen Formfehler.

Bei der Untersuchung mit Hilfe des Nasenspekulums wird die Weite des Naseneingangs und des Isthmus sowie der Verlauf der vorderen Strömungsachse stark verzerrt. Darauf ist stets zu achten, wenn die Durchgängigkeit der Nase richtig geschätzt werden soll.

Es ist nicht Sinn einer Schätzung, die absolute Größe der Durchgängigkeit anzugeben, sondern eine klinische Wertung der Atembehinderung vorzunehmen, welche mit der Anamnese und der Rhinomanometrie vergleichbar ist. Dies bedarf größerer Erfahrung. Sie wird erworben aus dem steten Vergleich des inspektorischen Bildes von Normalnasen mit pathologischen Formen und – besonders wichtig – des momentanen Struktur-Befundes mit dem momentanen rhinomanometrischen Ergebnis und der momentan empfundenen Durchgängigkeit.

Die *Schätzung der momentanen Durchgängigkeit* gewinnt an Objektivität, wenn sie sich an physikalisch-physiologischen Gesetzmäßigkeiten orientiert (S. 84 ff.). Es ergibt sich folgendes Schema:

1. Durchgängigkeit einer Nasenseite:

a) Zunächst Festlegung der *Teildurchgängigkeit* der Isthmusregion (nicht-, gering-, mittel-, hochgradig behindert) aus dem Vergleich mit Normalpersonen durch Beurteilung der Weite (= Flächenform und Größe) und der mittleren Strömungsrichtung.

b) Dann Bestimmung der *Halbseitendurchgängigkeit*.
   - Diese ist gleich der Isthmusdurchgängigkeit (da diese dominiert), wenn Vestibulum und hinteres Cavum besser durchgängig sind als der Isthmus.

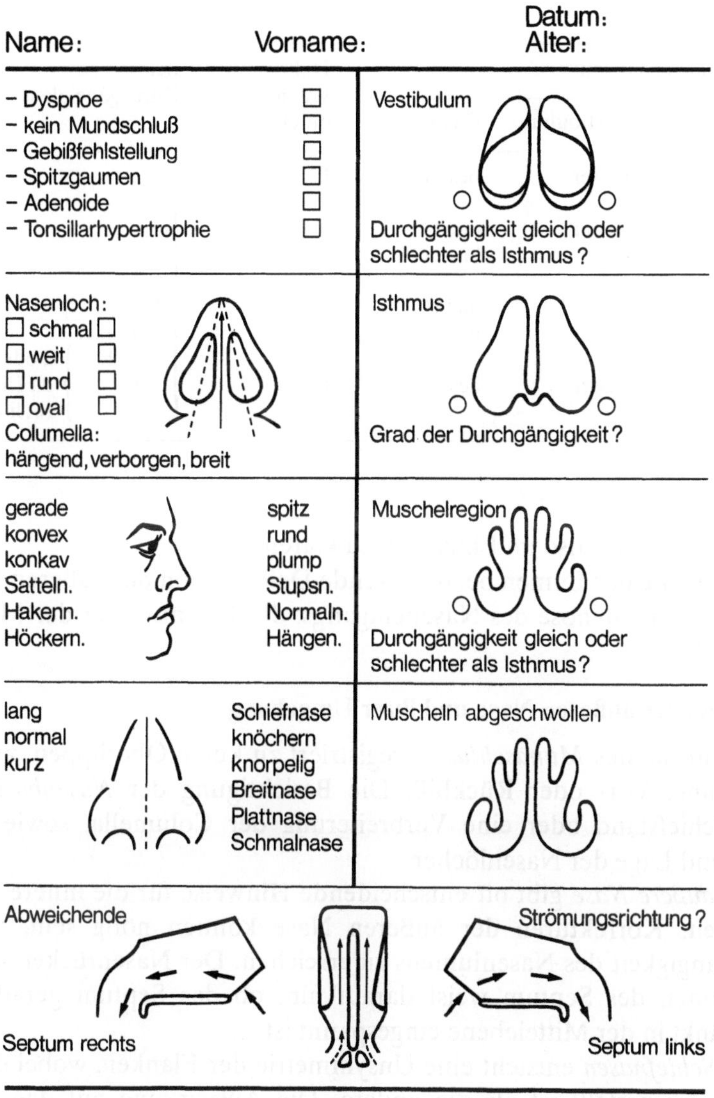

Abb. 64. Schema zur Dokumentation des inspektorischen Befundes

– Sie ist ein/zwei Grade schlechter als die Isthmusdurchgängigkeit, wenn das Vestibulum oder/und das Cavum gleich oder schlechter durchgängig sind als der Isthmus.

2. Die Durchgängigkeit beider Nasenseiten zusammen:

Sie entspricht dem arithmetischen Mittel aus der geschätzten Durchgängigkeit der rechten und der linken Seite $(\dot{D}_{re} + \dot{D}_{li})/2 = \dot{D}_{bds}$. Ist die Durchgängigkeit der rechten und der linken Seite sehr verschieden, so muß die Gesamtdurchgängigkeit noch um einen Grad verschlechtert werden.

Beispiele:

Teildurchgängigkeit von:			Halb-seiten-durchgäng.	Beidseitige Durchgängigkeit
Isthmus	Vestibulum	Cavum		
re z. B.: 1	besser	besser	1	
1	besser	nicht besser	2	
1	nicht besser	nicht besser	3	1
li z. B.: 1	besser	besser	1	1 oder 2 — 2 oder 3 da Differenz re : li zu groß

Funktionell ist also im Einzelnen zu klären:
– Besteht eine das Lumen beeinflussende Deformation der äußeren Nase?
– Besteht eine Stenose des Naseneingangs, des Isthmus oder der Muschel-region?

Inspektion der äußeren Nase und ihrer Umgebung

Die Kontrolle des *Mundschlusses* registriert zu kurze Oberlippen, zu lange Frontzähne, Vor- oder Rückbiß. Die Besichtigung der *Nasenbasis* zeigt einen Schiefstand oder eine Verbreiterung der Columella, sowie Form, Größe und Lage der Nasenlöcher.

Die *äußere Nase* gibt oft entscheidende Hinweise für die innere Durch-gängigkeit. Korrekturen der äußeren Nase können nötig sein, um die Durchgängigkeit des Nasenlumens zu erreichen. Der Nasenrücken als obe-rer Rahmen des Septum weist darauf hin, ob das Septum gerade oder verschränkt in der Mittelebene eingespannt ist.

Bei *Schiefnasen* entsteht eine Unsymmetrie der Flanken, wobei die eine Seite steiler gestellt ist als die andere. Die Auswirkung auf das Lumen kann unterschiedlich sein.

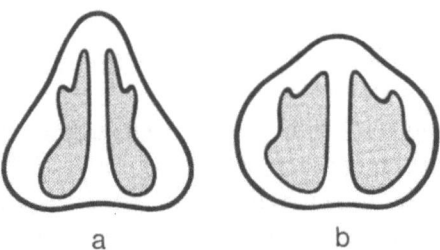

a   b

Abb. 65. **a** Tensionnose, **b** Ballooning-Phänomen

Hinweise für eine *Tension nose* (zu hohe, schmale Nase, oft mit Höcker, vorspringende, wenig bewegliche Nasenspitze und hochgezogene Oberlippe) oder ein *Ballooningphänomen* (zu rundes, weites Vestibulum und Isthmus) ergeben sich aus der Höhe und Breite der Nase (Abb. 65).

Haken- oder Stupsnasen beeinflussen die Einströmrichtung in das Cavum nur, wenn die Richtung der Mittelachse des Vestibulum im cavumnahen Teil verändert wird.

Sattelnasen bedingen Verlagerungen der Seiten- und Alarknorpel und damit Störungen der Nasenklappe.

Auf das *Ansaugen der Nasenflügel* bei der Inspiration ist zu achten.

Zur vollständigen Dokumentation gehören noch allgemeine Angaben wie Größe, Form von Nasenrücken und Nasenspitze, aesthetische Integration in das Gesamtgesicht usw.

Inspektion des Vestibulums

Weite: Durch Anheben der Nasenspitze läßt sich die Vorderkante des Septum darstellen. Ihre Abweichung zur Seite (Subluxatio) verursacht eine Verengung des vorderen Vestibulum. Einengungen können aber auch durch Verformung des Crus laterale des Alarknorpels entstehen. Der Cul de sac ist dann abgeflacht.

Strömungsrichtung: Ein zu stumpfwinkliger Einstrom durch das Vestibulum führt zu einem direkten Aufprall auf das Septum (typische Stelle für Spontanperforationen). Dies ruft zwangsläufig eine Störung der Aerodynamik, d.h. erhöhten Nasenwiderstand hervor. Solche Richtungsfehler lassen sich gut mit Hilfe des Glatzelschen Spiegels erkennen.

Inspektion der Isthmusregion

Weite: Sie wird vor allem durch die bekannten Formfehler des vorderen Septum beeinflußt. Wir müssen dabei unterscheiden zwischen einer Verengung im oberen Abschnitt (Raum zwischen Septum und Cartilago lateralis) und der für den Widerstand wichtigeren unteren Hälfte des Isthmus. Allerdings beeinflußt eine Stenosierung des oberen Isthmusabschnittes stets auch die Weite der unteren Hälfte.

Strömungsrichtung: Bei concavbogiger Septumdeviation erscheint der Isthmus nasi weiter als auf der Gegenseite. Trotzdem werden wir hier öfter eine Widerstandsvermehrung vorfinden. Der Luftstrom wird durch die Concavität statt in Richtung der sagittalen Cavumachse, nach lateral, auf die untere Muschel abgelenkt. Dadurch entstehen Turbulenzen mit Erhöhung des Widerstandes (Abb. 66).

Bei einer convexen Deviation in diesem Bereich entsteht die Widerstandserhöhung nicht nur durch die Verengung, sondern auch durch die frühe Stromablenkung nach lateral.

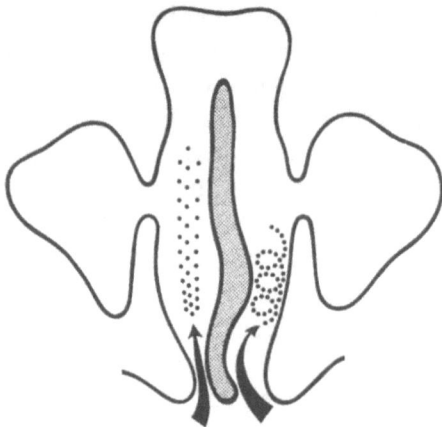

Abb. 66. Trotz größerem Isthmusquerschnitt links kommt es infolge falscher Strömungsrichtungen mit Turbulenz zu höherem Atemwiderstand

Bei einer knorpeligen Sattelnase wird das Crus laterale mehr in die Horizontale heruntergedrückt und stärker frontal gestellt (Abb. 67).

Dadurch wird die Strömung im Isthmusbereich zu stark nach caudal gerichtet. Die Folgen sind widerstandserhöhende Turbulenzen. Dies kann auch eine Erklärung für die Widerstandszunahme beim Ballooningphänomen sein, bei dem das Lumen inspektorisch relativ weit erscheint.

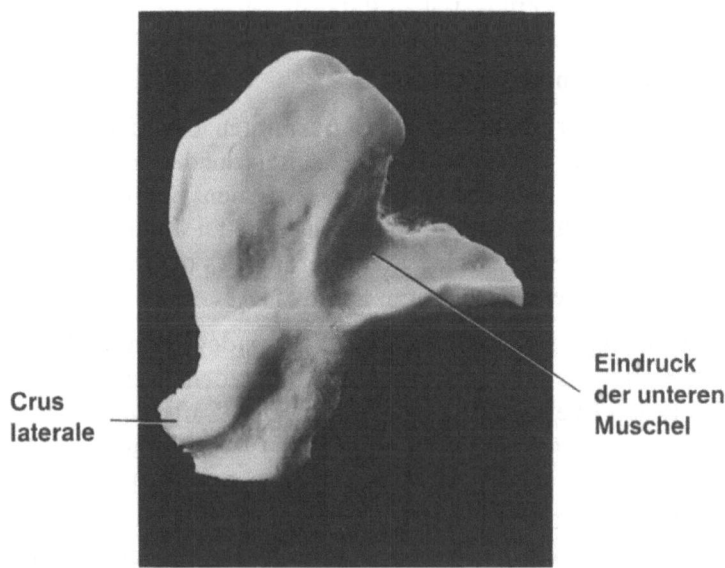

Crus
laterale

Eindruck
der unteren
Muschel

Abb. 67. Abdruck des vorderen Nasenabschnittes bei Sattelnase. Das Crus laterale ist deutlich horizontal gestellt

Eine Ablenkung nach caudal finden wir auch bei der sogenannten Klappenstenose (zu enge obere Isthmushälfte).

Inspektion des hinteren Cavums (Muschelregion)

Weite: Da das hintere Cavum sehr häufig nicht voll einsehbar ist, müssen bei einer korrekten Funktionsbeurteilung stets die Nasenmuscheln abgeschwollen werden.

Der hintere Cavumabschnitt besitzt bezüglich der Atembehinderung eine höhere Wertigkeit als bisher angenommen wurde. Dies ergaben Nachuntersuchungen bei Septumkorrekturen. Nicht zufriedenstellende Resultate waren teilweise durch kleine Spinae im hinteren Abschnitt verursacht. Ihre Beseitigung führte schlagartig zu einer besseren Durchgängigkeit.

Eine Muschelhyperplasie wird sich stets durch einen positiven Abschwelltest im Rhinomanogramm nachweisen lassen.

Strömungsrichtung: Durch eine hintere Leiste oder Spina kann die Luft leicht nach cranial oder caudal abgelenkt werden. Die Absenkung des Luftstroms in die Choane hinein wird gestört.

2. Inspektion nasaler Dysfunktionen

Hinweise für eine Dysfunktion ergeben sich durch Veränderungen von Farbe, Feuchtigkeit und Dicke der Schleimhaut, sowie durch die Art und Menge des vorhandenen Sekrets. Vor allem bei allergischen Prozessen finden wir häufig blaß-livide verdickte Schleimhäute. Für die Diagnosefindung ist die Anamnese und das rhinomanometrische Ergebnis mit Hilfe von Provokationstesten allerdings aussagekräftiger (S. 132).

3. Zusammenfassung des inspektorischen Befundes

Neben der rein deskriptiven Beschreibung morphologischer Befunde ist unbedingt auch eine funktionelle Wertung der einzelnen Abschnitte des Nasenlumen vorzunehmen. Hauptkriterien: Weite und Strömungsrichtung. Folgende Fragen sind zu beantworten:
- Ist eine mehr oder weniger ausgeprägte Mundatmung mitverursacht durch extra- oder perinasale Störfaktoren?
- Welcher Atemtyp liegt vor?
  Ruhige, tiefe oder flache, schnelle Atmung?
- Besteht eine formbedingte Naseneingangsstenose, eine Isthmusstenose oder ein Muschelfaktor? Welcher Art ist sie?

– Wie gut ist die momentane Durchgängigkeit einer Nasenseite?
  Sie ergibt sich aus der Durchgängigkeit des Isthmus im Vergleich zu
  dem vorgeschalteten Vestibulum- und dem nachgeschalteten Cavum-
  widerstand.
– Wie gut ist die Durchgängigkeit beider Nasenseiten?
– Ist eine zu große Seitendifferenz zwischen rechts und links vorhanden?
– Bestehen Hinweise für eine Dysfunktion?

Abschließend wird man sofort vergleichen, ob diese inspektorische Bewertung mit den anamnestischen Angaben und dem momentanen Meßwert übereinstimmen. Wenn nicht, dann ist der Befund, unter anderem
auch auf die Möglichkeit einer pathologischen Strömungsrichtung, erneut
einer kritischen Prüfung zu unterziehen. Fehler werden so vermieden.

N. Rhinomanometrische Untersuchungen

Die Rhinomanometrie bestimmt als einzige unabhängig von subjektiven Einflüssen die *Größe eines Strömungswiderstandes* bzw. seine Änderung, also die quantitative Komponente einer Funktionsdiagnose. Damit ist gleichzeitig die Möglichkeit gegeben, aus dem Vergleich zwischen inspektorisch ermittelter Form und Funktionsgröße auch *ursächliche Wertungen* vorzunehmen.

Die Nase ist ein Reglerorgan für den Nasenwiderstand. Ihre Güte ist gekennzeichnet durch eine ausreichende Grunddurchgängigkeit und eine sinnvolle Regelbreite. Beides läßt sich durch eine einmalige Messung nicht klären. Dies gilt grundsätzlich sowohl für die Rhinomanometrie als auch die Inspektion. Die generelle Güte der nasalen Durchgängigkeit, d.h. die mittlere Durchgängigkeit $\bar{D}$ läßt sich also nur erfassen:
– Entweder durch mehrere Untersuchungen,
– oder aus einem Momentbefund durch Zuhilfenahme des Abschwelltestes und der Anamnese.

Die klinische Relevanz der Rhinomanometrie ist also auch abhängig von der Güte der erhobenen anamnestischen und inspektorischen Befunde, mit denen sie korrelieren muß. Leider war diese Güte in der Vergangenheit infolge der Subjektivität von Anamnese und Inspektion mit einer hohen Fehlerquote belastet und eine sinnvolle Funktionsdiagnostik auch mit Hilfe der Rhinomanometrie oft unmöglich.

Durch die modernen anatomischen und strömungsphysikalischen Erkenntnisse ist hier ein entscheidender Wandel eingetreten, was heute eine einheitliche funktionelle Wertung von Anamnese, Inspektion und Rhinomanometrie ermöglicht.

I. Rhinomanometrie bei nicht-nasalen Ursachen einer Mundatmung

Ein häufiger Fehler ist die Gleichsetzung einer Mundatmung mit einer behinderten Nasenatmung. Eine Mundatmung kann ohne weiteres allein durch peri- oder extranasale Ursachen bedingt sein. Eine zusätzliche Behinderung der Nasenatmung ist nur durch die Rhinomanometrie zu beweisen oder auszuschließen.

Für eine *extranasale* Störung (cardiale oder pulmonale Dyspnoe), welche als nasale Behinderung empfunden wird, gibt die Rhinomanometrie Hinweise durch eine zu hohe Atemfrequenz oder durch sehr unruhige Atemkurven.

Ist gleichzeitig eine Resistance-Messung der Lunge vorhanden, kann ein Vergleich beider Messungen Aufschlüsse über die gesamte Atemmechanik geben (Ogura 1971, Enzmann 1970, Schumann 1969). Bisher liegen jedoch zuwenig vergleichende Untersuchungen vor.

Für *perinasale* Faktoren erhält man rhinomanometrisch keine direkten Hinweise. Jedoch ist bei Zahn- und Kieferanomalien unbedingt die nasale Durchgängigkeit rhinomanometrisch zu überprüfen. Sicher wird dann manche Nasenoperation mit unbefriedigendem Ergebnis vermieden.

Adenoide bei Kindern verursachen einen nasalen Teilwiderstand. Leider ist eine isolierte Bestimmung bisher nicht möglich, da man den Differenzdruck unmittelbar vor und nach dem Atemhindernis abnehmen müßte. Für die tägliche Praxis genügt aber die anteriore Rhinomanometrie, die wegen des erhöhten Teilwiderstandes durch die Adenoide eine schlechte Gesamtdurchgängigkeit der Nase ergibt.

II. Rhinomanometrie bei nasaler Störung der Atmung

Die Rhinomanometrie hat folgende Aufgaben:

1. Bestimmung der momentanen ($\dot{D}_R$ *) und der mittleren Durchgängigkeit (D),

2. Bestimmung der Größe von Durchgängigkeitsänderungen
- zu diagnostischen Zwecken (Provokationsteste),
- zur Therapiekontrolle nach medikamentösen, physikalischen oder operativen Maßnahmen,
- für wissenschaftliche Studien usw.

1. Die momentane Durchgängigkeit $\dot{D}_R$

Die objektive Größe der momentanen Durchgängigkeit ist wichtig für die Kontrolle der subjektiven Angaben, den Vergleich mit dem momentanen inspektorischen Befund und als Ausgangswert für die Beurteilung der mittleren Durchgängigkeit $\bar{D}$. Die Größe der momentanen Durchgängigkeit setzt sich aus 2 Komponenten zusammen:

---

* Index R steht für rhinomanometrisch bestimmt

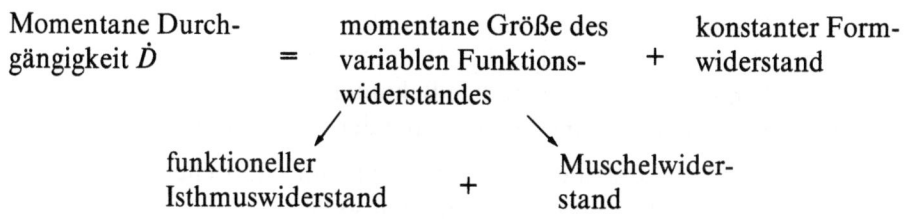

Momentane Durch-
gängigkeit $\dot{D}$ =   momentane Größe des
variablen Funktions-
widerstandes   +   konstanter Formwiderstand

funktioneller
Isthmuswiderstand   +   Muschelwiderstand

gezielt ausschaltbar durch:

Dilatationstest   Abschwelltest

oder gemeinsam durch

Belastungstest

Der *Form- oder Skelettwiderstand* besteht aus einem vorderen (Vestibulum, vorderes Cavum) und hinteren Anteil (hinteres Cavum), festgelegt durch knöcherne und knorpelige Strukturen.

Der *funktionelle Widerstand* wird bestimmt:
– vom Ausmaß der Tonisierung der Klappenregion,
– dem Grad der Muschelschwellung.

Die *Nasenklappe* kann durch Arbeit, anteriore Messung und willkürliche Anspannung maximal tonisiert werden (verbesserte Durchgängigkeit). In Ruhe ist der Isthmuswiderstand relativ konstant. Seine Variabilität kann vernachlässigt werden.

Die *Muscheln* werden durch Arbeit und Medikamente maximal abgeschwollen. Ihr Ruhewiderstand ist durch einen unterschiedlichen Füllungsgrad relativ variabel (bedingt durch Klimafaktoren, Arbeit, Streß usw.). Die Größe des Muschelwiderstandes muß deshalb zur späteren Beurteilung der mittleren Durchgängigkeit durch eine Abschwellkurve bestimmt werden.

Rhinomanometrische Analyse der momentanen Durchgängigkeit $\dot{D}_R$

1. Bestimmung des momentanen beidseitigen Ruhewiderstandes durch:
a) Anteriore Messung rechts oder links (Methode der Wahl),
b) Posteriore Messung beider Seiten (bei Septumperforation oder Verdacht auf eine funktionelle Isthmusstenose, ausgelöst durch die anteriore Messung). Hinweise hierfür sind:
  – Ansaugen der Nasenflügel,
  – $\dot{V}_{insp} \ll \dot{V}_{exsp}$ bei der anterioren Messung,
  – Ventilcharakter der Atemkurve.

Bei festgelegtem $\Delta p = 15$ mm/WS ergibt sich für $\dot{V}_{bds}$ folgende *Einteilung der behinderten Nasenatmung* (Ergebnis der Häufigkeitsverteilung von 500 Patienten mit normaler und gestörter Nasenatmung):

0–36±1,5 l/min   ≙ hochgradige Behinderung
36–42±1,5 l/min   ≙ mittelgradige Behinderung
42–48±1,5 l/min   ≙ geringgradige Behinderung
48–60 l/min und mehr ≙ keine Behinderung der Nasenatmung

Einseitige Werte festzulegen ist nicht sinnvoll. Entscheidend ist das Seitenverhältnis welches etwa 1 : 1,5 betragen sollte.

Verschlechternd auf diese Bewertung des Meßergebnisses wirken sich aus:
– Seitendifferenz über 1 : 1,5,
– Sehr unruhige Kurvenform,
– Ventileffekt.

Stimmt der so ermittelte Wert nicht mit der momentan empfundenen Durchgängigkeit $\dot{D}_A$ durch den Patienten und der inspektorisch geschätzten Durchgängigkeit überein, dann ist auf Meßfehler zu prüfen, bzw. müssen die anamnestischen Angaben oder der inspektorische Befund kritisch nachkontrolliert werden.

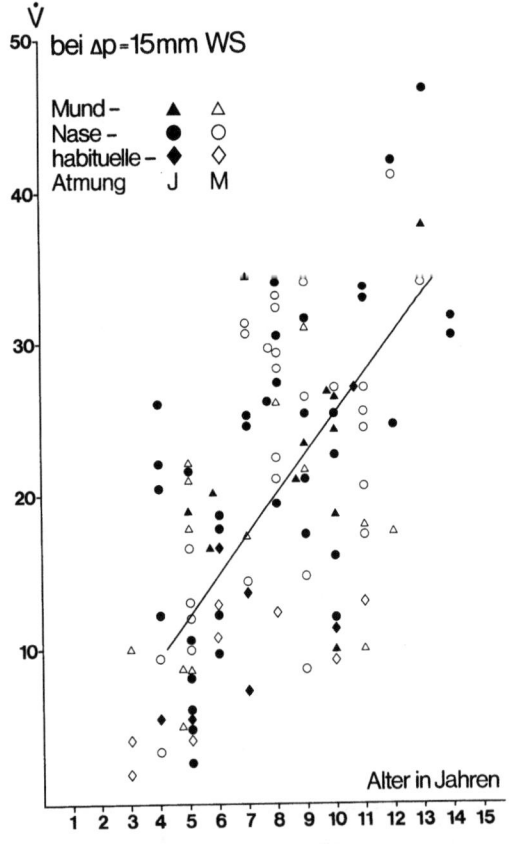

Abb. 68. Starke Streuung des Nasenwiderstandes bei Kindern im Alter von 3–14 Jahren. Kein Unterschied bei Jungen (*J*) und Mädchen (*M*)

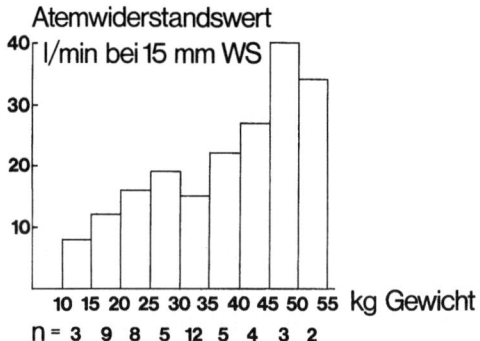

Abb. 69. Bessere Korrelation des Nasenwiderstandes mit dem Gewicht von Kindern

Bei der *Frau* ist der Atemwiderstand wegen der Kleinheit der Nase im Allgemeinen etwas höher als der Widerstand der Männer.

Bei den *Kindern* ist die Erstellung von Behinderungsgraden nur in gewissen Grenzen möglich, da zwar eine deutliche Altersabhängigkeit vorliegt, jedoch mit hoher Streubreite (Abb. 68). Eine bessere Korrelation besteht zwischen dem Körpergewicht und dem Atemwegswiderstand (Abb. 69) (Trimborn 1976).

Da es bisher keine Eichnorm für die verschiedenen Rhinomanometer gibt, wird empfohlen, die genannten Grenzbereiche am eigenen Material zu überprüfen und gegebenenfalls zu variieren.

2. Bestimmung einer Abschwellkurve rechts und links. Die einseitige Abschwellkurve (Abb. 70) repräsentiert den ziemlich konstanten *Formwiderstand*. Die Differenz zur Ruhekurve entspricht der momentanen Größe des variablen *Muschelwiderstandes:*

– Normaler Abschwelleffekt $\triangleq$ 5–10 l/min (einseitig),
– Starker Abschwelleffekt $\triangleq$ funktioneller Muschelwiderstand,
– Negativer Abschwelleffekt $\triangleq$ dominierende vordere oder hintere formbedingte Stenose oder momentane starke Abschwellung vor der Messung.

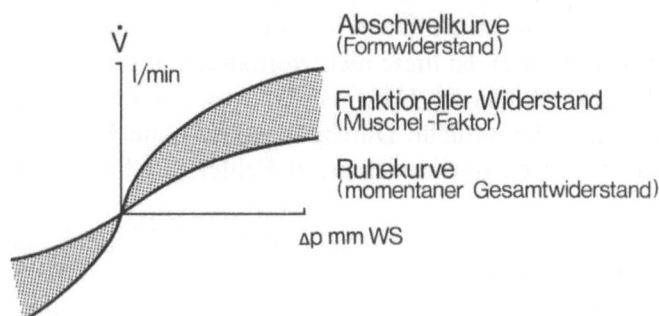

Abb. 70. Analyse des momentanen Nasenwiderstandes rechts

Die Abschwellkurve wird ermittelt durch:
- abschwellende Medikamente oder
- ergometrische Belastung.

3. Bestimmung einer Dilatationskurve.

Bei oben genannten Hinweisen für eine Isthmusstenose und/oder bei negativem Abschwelltest kann durch eine künstliche Spreizung des oberen Isthmusspaltes (S. 122) die pathologische Wertigkeit der form- oder funktionsbedingten Isthmusstenose bewiesen werden. Die Dilatationskurve ist dann besser als die Ruhekurve.

Ist der Abschwelltest und der Dilatationstest negativ, dann muß auf eine hintere Stenose geachtet werden.

2. Die mittlere nasale Durchgängigkeit $\bar{D}$

Unter der mittleren nasalen Durchgängigkeit versteht man die im Durchschnitt unter Normalbedingungen vorhandene Güte der beidseitigen Nasenatmung. Ihre subjektive Beurteilung durch den Patienten ist aus mehreren Gründen erschwert:
- Er kann den Einfluß nicht-nasaler Faktoren schwer erkennen.
- Die subjektive Wertung unterliegt auch psychischen Einflüssen und ist daher sehr variabel.
- Bei einer Wechselstenose wird aus gleichen Gründen entweder das freie Intervall oder die Obstruktionsphase höher gewertet.

Am eindeutigsten erfaßbar ist die momentane Durchgängigkeit, da sie unmittelbar kontrolliert, bzw. durch die Rhinomanometrie objektiviert werden kann. Sie ist deshalb Ausgangspunkt für die Bestimmung der mittleren Durchgängigkeit. Je nachdem, ob die im Moment vorhandene Nasenatmung besser, schlechter oder gleich empfunden wird als normalerweise, ergibt sich $\bar{D}$ durch Verbesserung, Verschlechterung oder Gleichsetzung von $\dot{D}$.

Die Genauigkeit von $\dot{D}$ ist also Voraussetzung für die Richtigkeit von $\bar{D}$. Kriterium hierfür ist die Übereinstimmung zwischen $\dot{D}_R$ und $\dot{D}_A$ (Bestimmung siehe S. 102). Ist diese nicht vorhanden, muß geprüft werden, ob $\dot{D}_A$ oder $\dot{D}_R$ zutreffender ist. Dafür ist der Abschwelltest entscheidend. Da $\dot{D}_R$ grundsätzlich die aktuelle Durchgängigkeit ohne Beeinflussung durch nicht-nasale Faktoren objektiviert, sind Fehler nur bei unkorrekter Messung möglich:
- Nebenluft an der Maske erzeugt ein zu niedriges $\dot{V}$, also eine zu schlechte Durchgängigkeit.
- Undichte Druckabnahme bei anteriorer Messung (relativ selten) bedingt ein zu niedriges Δp, also eine zu gute Durchgängigkeit.

– Ungenügende Abschwellung verursacht einen falsch-negativen Abschwelltest. Daher muß bei jedem schlechten Abschwelltest erneut abgeschwollen und die Messung nach weiteren 5 Minuten wiederholt werden. Bleibt der Abschwelltest negativ, ist zu klären, ob eine dominierende Isthmusstenose oder eine hintere Spina die Ursache sein könnte.

Aus diesen Fehlermöglichkeiten resultieren zur Wertung von $\dot{D}_R$ bzw. $\dot{D}_A$ folgende Überlegungen:

1. Abschwelltest gut (durch Muschelschwellung im Moment relativ schlechtes $\dot{D}_R$).
– $\dot{D}_R$ besser als $\dot{D}_A$. $\dot{D}_A$ ist hier fraglich, denn wäre $\dot{D}_R$ falsch zu gut (Druckverlust bei Δp), dann könnte der Abschwelltest nicht gut sein (es sei denn, auch die Abschwellkurve ist falsch durch Druckverlust). Also muß die Behinderung subjektiv überbewertet sein, oder es werden fälschlich nicht-nasale Faktoren der nasalen Behinderung zugeordnet.
– $\dot{D}_R$ schlechter als $\dot{D}_A$. Hier könnte das Meßergebnis durch Nebenluft zu schlecht sein und auch einen falsch-guten Abschwelltest vortäuschen (es sei denn, auch die Abschwellkurve ist durch Nebenluft zu schlecht). Ergeben sich keine Hinweise für eine zu große subjektive Toleranz einer Mundatmung gegenüber, ist eine Kontrollmessung indiziert.

2. Abschwelltest schlecht (durch abgeschwollene Muscheln im Moment relativ gutes $\dot{D}_R$. Cave nicht-conchale Ursachen).
– $\dot{D}_R$ besser als $\dot{D}_A$. $\dot{D}_R$ könnte hier falsch zu gut sein (Druckverlust bei Δp) und damit auch der Abschwelltest falsch negativ (es sei denn, auch die Abschwellkurve ist falsch durch Druckverlust). Sind keine subjektiven Überbewertungen vorhanden, ist eine Kontrollmessung indiziert.
– $\dot{D}_R$ schlechter als $\dot{D}_A$. $\dot{D}_A$ ist hier fraglich, denn wäre $\dot{D}_R$ falsch zu schlecht (Nebenluft $\dot{V}$), dann könnte der Abschwelltest nicht schlecht sein (es sei denn, auch die Abschwellkurve ist falsch durch Nebenluft). Also ist zu prüfen, ob subjektiv eine stärkere Behinderung toleriert wird, oder die Häufigkeit der Mundatmung nicht richtig angegeben wurde.

Erfahrungsgemäß ist die subjektive Einschätzung der nasalen Durchgängigkeit wesentlich häufiger fehlerhaft als das rhinomanometrische Ergebnis. Daher sollten immer zuerst die anamnestischen Angaben überprüft werden, besonders wenn bei gutem (schlechtem) Abschwelltest $\dot{D}_R$ besser (schlechter) als $\dot{D}_A$ ist. Läßt sich keine Klärung erzielen, muß eine Kontrollmessung vorgenommen werden.

Eine derartige Verknüpfung von $\dot{D}_A$, $\dot{D}_R$ und Abschwelltest erlaubt in den meisten Fällen mit einer einmaligen Untersuchung eine Aussage über die mittlere Durchgängigkeit zu machen. Voraussetzung ist allerdings die Genauigkeit der Durchführung und die kritische Beurteilung der einzelnen Tests.

Vergleich posteriore – anteriore Messung beiderseits

Dieser Vergleich informiert über die Funktionsfähigkeit der Nasenklappe bzw. über das Vorhandensein einer „funktionellen" Isthmusstenose.

Da man bei der anterioren Technik eine künstliche Stenoseatmung mit kompensatorischer Erweiterung der zu messenden Seite provoziert ist normalerweise das Ergebnis der errechneten beidseitigen Nasenatmung besser als das Ergebnis der posterioren beidseitigen Messung (Abb. 23).

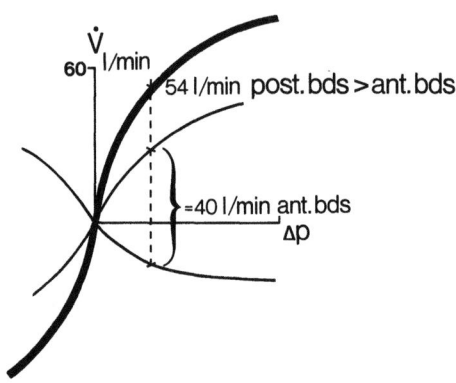

Abb. 71. Isthmusstenose. Der anteriore Gesamtatemstrom bei 15 mm/WS ist geringer als $\dot{V}_{bds}$ bei posteriorer Messung

Ist dieser Unterschied erheblich, dann kann also der Organismus durch Tonisierung der Nasenflügel eine wirksame Besserung der Durchgängigkeit erreichen. Es handelt sich um ein Funktionspotential, welches bei Belastung kurzfristig genützt werden kann. Eine umgekehrte Aussage erhält man beim *Ansaugen der Nasenflügel.* Hierbei wird durch die künstlich provozierte Stenoseatmung der anterioren Messung der zu schwache Nasenflügel der freien Nasenseite angesaugt, woraus sich ein erheblich verschlechterter Gesamtwiderstand ergibt. Bei der beidseitigen posterioren Messung entfällt dieser Ventileffekt und das Meßergebnis ist deutlich besser als das anterior errechnete (Abb. 71).

Es ergibt sich also:

- posterior bds (gemessen) schlechter als anterior bds (gerechnet) = *normale Klappenfunktion*
- posterior bds (gemessen) gleich oder besser als anterior bds (gerechnet) = *funktionsbedingte* Isthmusstenose (Störung der Klappenfunktion).

Abschwelltest medikamentös

Dieser Test gibt durch Vergleich mit der Ausgangskurve Auskunft über die Größe der im Moment (bei Ruheatmung) vorhandenen Muschelschwellung. Die Abschwellkurve entspricht weitgehendst dem skelettbedingten Widerstand, falls keine funktionelle Isthmusstenose vorhanden ist (z. B. Ansaugen).

Zur Durchführung des Abschwelltestes werden am besten Dosiersprays verwendet. Sie garantieren immer eine gleichmäßige Dosis.

Die Einsprühung muß nach 5 min wiederholt werden.

Danach muß mindestens 10 min gewartet werden, um die Kontrollmessung vorzunehmen. Nach Möglichkeit sollte der Abschwelltest inspektorisch überprüft werden.

Falls dies nicht möglich ist, muß vom Patienten ein freieres Atemgefühl bestätigt werden. Der Grad der Abschwellung hängt selbstverständlich von der Reagibilität der Schleimhaut auf das Medikament und der Ausgangssituation ab. Jedoch ist die Wirksamkeit abschwellender Medikamente im allgemeinen so stark, daß auch bei variierender Ausgangssituation die maximal mögliche Abschwellung erreicht wird.

Der Abschwellwert ist trotz inspektorisch gesicherter Abschwellung in einem Teil der Fälle *negativ*. Erstaunlich oft kommt dies auch bei guten rhinomanometrischen Werten vor. Eine gute Nasenatmung kann also offensichtlich in diesen Fällen durch Abschwellen nicht noch weiter verbessert werden. Dieser Befund ist ohne klinische Bedeutung.

Eine andere Ursache für einen negativen Test ist eine hintere formbedingte Stenose (Spina, hintere Leiste, mit und ohne Muschelkontakt). Teilweise führten sie infolge ihrer Form zu einer Ablenkung des Atemstroms nach cranial oder caudal. Die dadurch entstehenden Turbulenzen verhindern eine Senkung des Atemwiderstandes. Beim negativen Test ist es erfolglos, durch Maßnahmen an den Nasenmuscheln (Kappungen, Ätzungen, Lateropositionen usw.) eine Verbesserung der Durchgängigkeit erzielen zu wollen. Vielmehr muß die Frage der Ursache geklärt werden.

Bei stark *positivem Abschwelltest* ist mit Sicherheit ein größerer Muschelfaktor (nasale Dysfunktion?) für die Durchgängigkeit verantwortlich und eine geeignete Therapie in Erwägung zu ziehen.

Abschwelltest ergometrisch

Dieser Test erfaßt den funktionellen Gesamtwiderstand. Im Gegensatz zum Abschwelltest erfolgt nicht nur ein Abschwellen der Nasenmuscheln, sondern auch eine Herabsetzung des Klappenwiderstandes. Meistens geht daher die Senkung des Widerstandes beim Ergometrietest über diejenige des Abschwelltestes hinaus. Der zusätzlich erfaßte funktionelle Isthmuswiderstand ist ebenfalls eine Funktionsreserve um bei körperlicher Belastung den Widerstand schnell den erhöhten Atemströmen anpassen zu können. Für die *Durchführung* des Testes gibt es keine einheitliche Methodik. Wir haben unsere Patienten mit 100 W über 10 min belastet und dann den Nasenwiderstand erneut gemessen.

Broms steigert die Wattzahl rasch bis der Patient sich angestrengt fühlt. Nach 2 min Bestimmung der Pulszahl. Liegt sie unter 150/min wird die Wattzahl weiter gesteigert, bis die gewünschte Herzfrequenz erreicht ist. Dann muß innerhalb von 2 min auf beiden Seiten der Nasenwiderstand gemessen werden. Herzpatienten müssen von diesem Test ausgenommen werden.

Broms findet diesen Test aufgrund statistischer Untersuchungen geeigneter als den Abschwelltest zur Differenzierung skelettbedingter von funktionsbedingten Stenosen. Allerdings kann er nicht bei allen Patienten (Herzerkrankungen) durchgeführt werden. Er bestimmt auch nicht die alleinige Größe des Muschelfaktors, da beim Belastungstest der funktionelle Isthmuswiderstand mit einbezogen wird. Wir halten deswegen den richtig durchgeführten Abschwelltest als Routinemethode für zweckmäßiger.

Broms hat bei 100 genau untersuchten Patienten den skelettbedingten Widerstand vor- und nach einer Septumoperation bestimmt. Die statistische Auswertung zeigte, daß die Rhinomanometrie bei der Auswahl von Patienten für funktionelle Scheidewandplastiken sowie bei der Bewertung der Operationsergebnisse ein unentbehrliches Hilfsmittel ist.

Dilatationstest

Dieser Test gibt Auskunft über das Vorhandensein einer Isthmusstenose durch Formfehler oder eine Klappenfehlfunktion. Er ist bei jedem Verdacht auf eine Isthmusstenose angezeigt. Es wird eine kleine Wattekugel so in den oberen Teil des Isthmus nasi gepreßt (Abb. 72), daß eine leichte Auswärtsbewegung des Cartilago lateralis stattfindet.

Bei der Wiederholung der Rhinomanometrie wird im Falle einer stärkeren Isthmusstenose eine deutliche Besserung des Meßwertes eintreten (Test positiv).

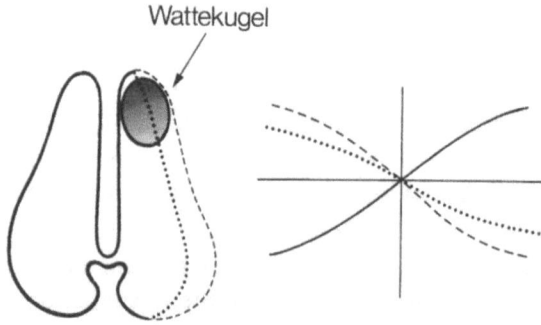

Abb. 72. Dilatationstest. Trotz Querschnittsverlegung im oberen Isthmusbereich kommt es durch Erweiterung im unteren Teil zu einer verbesserten Durchgängigkeit (*gestrichelte Kurve*). Ausgangssituation *punktiert*

Dies ist auch ein direkter Beweis für den Funktionsmechanismus der „Minkschen Nasenklappe". Durch die Auswärtsbewegung des Dreiecks-knorpels wird die *untere* Hälfte des Isthmus nach außen gestellt und dadurch stärker gerundet. Der hydraulische Durchmesser des Isthmus wird verbessert und der Widerstand gesenkt, obwohl im oberen Teil Quer-schnittsfläche verloren ging.

Bei positivem Test wird oft durch abschwellende Medikamente keine Verbesserung des Atemwiderstandes erreicht. Die vordere Stenose ist domi-nierend.

Ein negativer Test schließt eine Isthmusstenose nicht aus.

Zusammenfassung der Bestimmung der mittleren Durchgängigkeit $\bar{D}$ mit Hilfe der Rhinomanometrie

Die Frage, ob sich aus der momentanen Durchgängigkeit $\dot{D}_R$ eine Aussage über die allgemeine Güte der Nasenatmung $\bar{D}$ machen läßt, muß mit ja beantwortet werden. Notwendig ist dazu ein Abschwelltest und der Ver-gleich zwischen $\dot{D}_R$ und $\dot{D}_A$.

Es kann dann entschieden werden, ob für die mittlere Durchgängigkeit $\dot{D}_R$ oder $\dot{D}_A$ zutreffender ist. Entsprechend ist die Anamnese zu überprüfen oder eine Wiederholungsmessung vorzunehmen.

Bei Hinweisen auf eine *Isthmusstenose* ist der Dilatationstest indiziert. Im positiven Fall ist die pathologische Wertigkeit der Isthmusstenose be-wiesen.

Ist der Abschwell- und der Dilatationstest negativ, muß besonders auf hintere Stenosen geachtet werden.

Eine derartige Analyse der momentanen Durchgängigkeit liefert fast immer, auch bei nur einmaligem Untersuchungsgang, die gewünschten diagnostischen Aussagen.

3. Rhinomanometrischer Nachweis auslösender Ursachen bei nasaler Dysfunktion

Nasale Dysfunktionen sind mit Hilfe der Provokationsteste eine diagno-stische Domäne der Rhinomanometrie.

Die Gruppe der nasalen Dysfunktionen läßt sich einteilen in:
– Rhinopathia allergica,
– Rhinopathia vasomotoria,
– Nasenpolypen,
– Rhinopathia medikamentosa (abschwellende Mittel, Antihypertonica),
– ASA $\triangleq$ nicht-allergische Aspirinintoleranz,
– Rhinopathia sicca; -atrophicans, -senilis,
– Defekte der Schleimproduktion und des Schleimtransportes,

- Defekte der Immun-Globulinbildung,
- Rhinopathie unklarer Genese,
- Rhinitis (viraler, bakterieller Genese).

Kellerhals (1978) engt diese Gruppe etwas ein und versteht unter Rhinopathie nicht infektbedingte Störungen der nasalen Schleimhautfunktionen.

a) Rhinopathia allergica

Die Diagnose und die Therapie der Rhinopathia allergica tritt in den letzten Jahren stark in den Vordergrund. Man rechnet mit 10–30% Rhinopathia vasomotoria-Fällen in der Gesamtbevölkerung. Davon sind wiederum, je nach Literaturstelle 50–90% allergisch. Überwiegend handelt es sich um inhalative Allergene.

Die allergischen Reaktionen sind IgE-vermittelt und entsprechen dem Typ I mit Sofortreaktion.

Anamnese allergischer Rhinopathien

Die Auffindung eines aktuellen Allergens ist manchmal extrem schwierig. Um so wichtiger ist eine systematische Anamnese, welche nach Fuchs (1970) in 80% der Fälle zu einem richtigen Ergebnis führt. Die Anamnese ist die Laterne im allergischen Dunkel.

Besteht Allergie-Verdacht?

Allergieverdächtig ist jede, früher nicht vorhandene, rezidivierende oder andauernde, blockierte Nasenatmung (mit- und ohne Begleitsymptomen), ohne entzündliche Hinweise und ohne medikamentöse Ursache. Besonders hinweisend sind:
- erstes Auftreten bei *Änderungen* des gewohnten Milieus (Wohnungswechsel, Neuanschaffungen usw.),
- Symptom-Trias: Obstruktion als Leitsymptom, Sekretion (wäßrig) und Irritation (Niesen, Augenjucken) als Begleitsymptome,
- Allergien in der Eigen- oder Familienanamnese,
  Asthma, Ekzem, Migräne,
  Unverträglichkeiten nach Speisen oder Medikamenten,
- jugendliches und mittleres Alter.
  Auszuschließen sind immer:
  Rhinopathia vasomotoria, -medikamentosa,
  Rhinitis bakterieller- oder viraler Natur.

Welche Allergen?

Die *Häufigkeit* der einzelnen Allergene bei der Rhinitis allergica kann man etwa wie folgt einschätzen: Die saisonale Pollenallergie steht an der Spitze; bei den perennialen Allergenen sind Hausstaub und Hausmilbe mit etwa 70–80% vertreten, der Rest verteilt sich auf Schimmelpilze (etwa 10–15%), auf Epithelien (etwa 5–8%), auf Berufs-, Nahrungsmittel-, Medikamentenallergene und Sonstige.

Die *Auslösung* der allergischen Reaktionen ist von vorausgegangenen Sensibilisierungen und nachfolgender Exposition abhängig.

Die *Stärke* der Reaktion wird von der Stärke und der Dauer der Exposition, von der Aggressivität des Allergens und vom Verhältnis Sympathicotonus zum Vagotonus bestimmt.

Daraus ergibt sich häufig eine *typische Symptomatik* und damit die Möglichkeit, die Art des Allergens ausfindig zu machen.

Man kann ubiquitäre von individuellen Allergenen unterscheiden.

Ubiquitäre Allergene (Pollen, Hausstaub, Milben, Pilze, Bakterien) sind überall verbreitet.

Individuelle Allergene (z. B. bestimmte Tierhaare, Holzstaub) sind an das Vorhandensein bestimmter örtlicher Gegebenheiten oder Tätigkeiten gebunden, welche dem Individuum eigen sind.

Differenzierung ubiquitäre – individuelle Allergene

Diese erfordert:
- die Bestimmung der *Häufigkeit* der Beschwerden:
  Wieviel Stunden pro Tag? Wieviel Tage pro Woche?
- eine Typisierung der Beschwerden nach Art und Verlauf der Symptome,
- die Herstellung anamnestischer Bezüge zwischen Beschwerdebild, Exposition und Allergen hinsichtlich gemeinsamer zeitlicher, örtlicher und tätigkeitsgeprägter Kriterien.

Typisierung der Beschwerden

Ubiquitäre Allergene weisen in ihrer Symptomatik bestimmte Regelmäßigkeiten auf (Abb. 73).
- Wie man sieht, nimmt die Stärke der Symptomatik (Geschwindigkeit des Beginns und des Abklingens) von den Pollen zu den Bakterien hin stetig ab.
- Die Sekretion ändert sich von wäßrig über schleimig zu zähschleimig.
- Bei den Pollen sind mehrere Symptome gleichstark ausgeprägt. Bei den Bakterien stehen ein oder zwei Symptome im Vordergrund.
- Ähnliches gilt für den Schleimhautbefund. Bei den Pollen ist die vasculäre Reaktion vordergründig. Der Arteriolenspasmus ergibt Ischämie, der Venenspasmus Haemostase und einen lividroten Schleimhautbefund. Bei den Bakterien überwiegt das proliferative Geschehen mit Ödembildung (Schleimhaut blaugrau-blaß).

Die *individuellen* Allergene sind im Gegensatz dazu, je nach Exposition und Aggressivität des Allergens, von unterschiedlicher und häufig von regelloser Symptomatik.

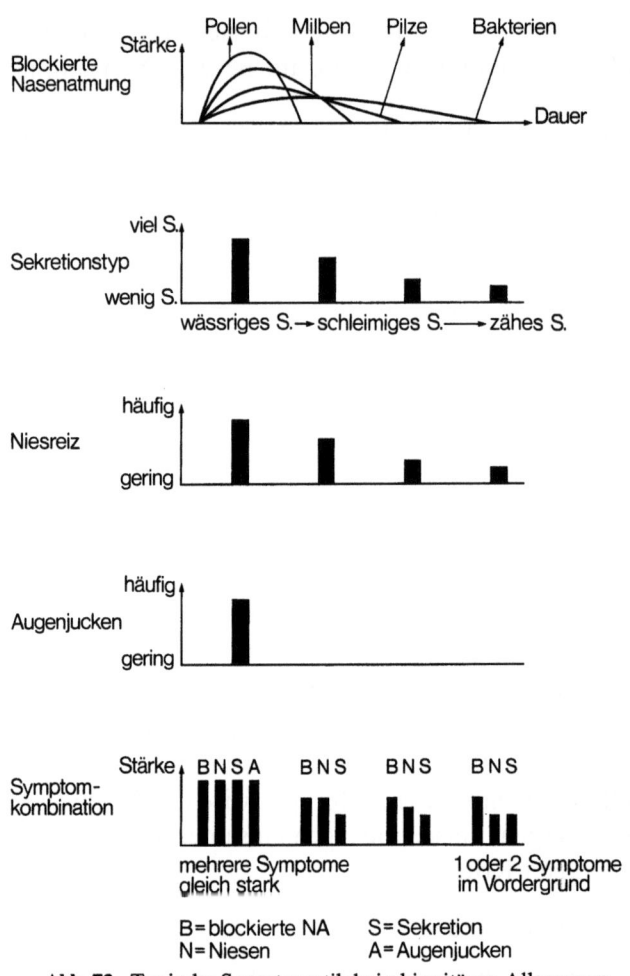

Abb. 73. Typische Symptomatik bei ubiquitären Allergenen

Die anamnestischen Bezüge

Bestimmte Allergene weisen entsprechend ihren Entstehungs- oder Lebensbedingungen spezielle zeit-, orts- oder tätigkeitsabhängige Charakteristika auf. Diese bestimmen unter anderem auch das Beschwerdebild und die Möglichkeit einer Exposition.

Ein anamnestischer Bezug ist daher gegeben, wenn Allergen, Beschwerdebild und Exposition die gleichen Charakteristika aufweisen.

Anamnestische Bezüge dienen:

– Der Bestätigung der Aktualität eines durch Testung vermuteten Allergens. Es ist die Frage zu prüfen, ob während der Beschwerden eine Expositionsmöglichkeit bestand, oder während einer typischen Exposition entsprechende allergische Symptome auftraten.

– Der Suche nach einem auslösenden Allergen, wenn lediglich ein allgemeiner Allergieverdacht besteht. Nötig ist dann eine systematische Analyse des gesamten persönlichen Umfeldes nach zeitgebundenen, örtlichen oder tätigkeitsabhängigen Expositionsmöglichkeiten.

Die einzelnen anamnestischen Bezüge stehen in gegenseitiger Abhängigkeit, da z. B. bestimmte Tätigkeiten auch an bestimmten Orten und zu bestimmten Zeiten ausgeführt werden. Sie sind deshalb immer nach allen drei Gesichtspunkten zu überprüfen.

Einordnung der Beschwerden nach Zeit, Ort und Tätigkeit

Richtungsweisend sind drei Stichwörter: Wann? Wo? Was?

Die genaue zeitliche Einordnung der Beschwerden steht stets am Anfang der Beschwerden.

1. Frage: WANN treten die Beschwerden auf, bzw. verstärken sie sich:

Im Verlauf des Jahres?	*Im Verlauf des Tages?*
Saisonal?	Mehr oder weniger ständig?
– Frühling, Frühsommer?	Besonders in der Passivphase?
– Hochsommer, Spätsommer?	– Frühe, späte Morgenstunden?
Perennial?	– Abends? Nachts?
Jahreszeitliche Schwerpunkte?	Besonders in der Aktivphase?
– Sommer-, Winterhalbjahr?	– Zur Arbeitszeit? In der Freizeit?
– Beginnende Heizperiode?	– Zu bestimmten Tageszeiten?
– Erkältungsperiode?	Freie Intervalle?
Freie Intervalle (Urlaub, Reisen)?	– Regelmäßig? Unregelmäßig?
– Regelmäßig? Unregelmäßig?	

2. Frage: WO befanden Sie sich zum Zeitpunkt der Beschwerden?

Im Freien?	*Im Hause?*
Im Bereich von:	– In welchen Räumen?
– Rasen, Getreidefeldern?	– Im Schlafzimmer? Im Bett?
– Gärten, Parkanlagen?	– In Naßräumen? Feuchten Räumen?
– Sträuchern, Bäumen, Wäldern?	– In staubigen Räumen?
– Intervallen Pflanzen? Blumen?	– Im Keller? Vorratsräumen?
– Romposthaufen?	– In Hobbyräumen?
– Stallungen?	– In Räumen mit Tieren?
– Fabriken?	– In Räumen des Arbeitsplatzes?
– Feuchten Gegenden?	– Wo sonst?
– Wo sonst?	

3. Frage: WAS taten Sie zur Zeit der Beschwerden?

– Die eigene Person betrefffend?	– Berufsarbeit? Nebenberuf?
– Hausarbeit?	– Freizeitbeschäftigung?

Diesen so nach Zeit, Ort und Tätigkeit eingeordneten Beschwerden lassen sich durch Prüfung der *Expositionsmöglichkeiten* nach gleichen Gesichtspunkten bestimmte Allergene zuordnen.

Zeitliche Expositionsmöglichkeiten

Zeitorientierte Beschwerden bzw. Expositionsmöglichkeiten resultieren aus den zeitlichen Charakteristika folgender Allergene.

- Pollen treten naturgemäß saisonal und entsprechend dem Blühkalender auf. Verstärkte Beschwerden oft in den Morgenstunden.
- Extramurale Pilze machen ebenfalls pollinoseähnliche Symptome. Mitte Mai – Mitte Juli vor allem Cladosporium herbarum, Ustilago. Für über Juli hinausgehende Symptomatik kommt in Frage: Alternaria, Aspergilli, Fusarium, Epicoccum purpurascens, Sporobolomyces roseus, Botrytis cinerea.
- Milben, intramurale Pilze und Bakterien zeigen häufig jahreszeitliche Verschlechterungen (Beginn der Heizperiode, Erkältungszeiten) bei sonst perennialem Auftreten. Die Beschwerden sind meist in der Passivphase am ausgeprägtesten, bei Milben und Pilzen besonders in den Morgenstunden.
- Individuelle Allergene können ganzjährig auftreten. Sie sind häufig in der Aktivphase des Tages aktuell, da dann bestimmte Tätigkeiten ausgeübt bzw. bestimmte Örtlichkeiten bevorzugt werden. Dies kann regelmäßig oder unregelmäßig geschehen.

Örtliche Expositionsmöglichkeiten

Ortsbezogene Beschwerden bzw. Möglichkeiten örtlicher Expositionen ergeben sich aus den besonderen Entstehungs- und Lebensbedingungen der einzelnen Allergene.

Da wir eine haus- und eine nichthausgebundene Symptomatik unterscheiden, ergeben sich 2 Teilfragen:

Wie ist die Umgebung des Hauses oder Arbeitsplatzes beschaffen?

- *Pollen* benötigen zur Verbreitung möglichst trockenes, warmes windiges Wetter bei entsprechenden Anpflanzungen mit Gras, Unkräutern, Getreide, Bäumen, Sträuchern, Blütenpflanzen usw.
- *Extramurale Pilze* benötigen Feuchtigkeit, Wärme und organisches Material, meist lebende Pflanzen (Gräser, Getreide, Blätter, Gemüsepflanzen). Deswegen saisonale und nachsaisonale Symptomatik.
- *Extra- und auch intramural* lebende Schimmelpilze benötigen ebenfalls organisches Material, was nicht unbedingt lebend sein muß, so z.B. gelagertes Gemüse, Früchte, Tomaten, Laub usw. Zu nennen sind: Botrytis cinerea „grauer Schimmelpilz", Paecilomyces Marquandii, Pullularia pullulans. Aspergillus tritt vorwiegend intramural auf (lebt auf vielfachem Material). Sporen besonders im Mai – Oktober, speziell nachmittags.
- *Individuelle Allergene* (spezielle Stäube pflanzlicher, tierischer oder chemischer Herkunft) erfordern entsprechende Entstehungsmöglichkeiten: z.B. Futtermittelproduktionen, Mühlen, Sägewerke, Tierhaltungen, Fabriken mit Emission chemischer Allergene (z.B. Waschmittel) usw.

Wie ist die Beschaffenheit des Hauses und seiner Räume?
Allgemein: Seit wann dort wohnhaft? Sind Änderungen baulicher oder ausstattungsmäßiger Art erfolgt? Beschwerden zeitgleich? Wegweisend sind wieder Entstehungs- und Lebensbedingungen der Allergene.

- *Pollen:* Pflanzen in Töpfen, Blumenfenstern?
- *Murale Pilze* (besonders Aspergillus, Penicillinum, Mucor, Neurospora, Sitophila, Chaetonium, Globosum, Rhizopus nigricans), verursachen eine perenniale hausgebundene Symptomatik. Sie benötigen Feuchte und organische Materialien pflanzlicher Herkunft (Holz, Zellulose, Stroh, Nahrungsmittel, Erde, Laub usw.). Daher: Altbau? Feucht? Naßstellen? Modriger Geruch? Stockflecken? Beschwerden in Naßräumen (Küche, Toiletten, Bäder usw.)? Klimaanlagen? Befeuchter? – Altes Holz (Merulius lacrymans)? Alte Tapeten usw. (Penicillinum, Chaetonium globosum)? Ferner: Bibliotheken, Papierstaub, staubige Räume? – Wintergärten, Blumenfenster, Zimmerpflanzen (Botrytis, auch Ustilago)? Nahrungsmittelvorräte, z.B. Gemüse, Früchte (Paecilomyces Marquandii, Penicillinum, Rhizopus nigricans, Mucor, Pullularia), Brot (Neurospora sitophila)? Tierställe (Mucor, Chaetonium)?
- *Hausstaub* (Gemisch von Textilfasern, Federn, Holzstaub, Hautschuppen von Tier und Mensch, Schimmelpilze u.a., sowie Hausstaubmilbe). Zusammensetzung unterschiedlich je nach Lebensbedingungen des Einzelnen. Entsprechend wird eine perenniale hausgebundene Symptomatik verursacht. Bei zusätzlicher *Bettbindung* ist die Beschaffenheit des Bettes wichtig (Roßhaar, Kapok, Seegras, Feder-, Wolldecken?).
- Die *Hausstaubmilbe* lebt von schimmelpilzbefallenen Hautschuppen und bevorzugt feuchte Bettwärme. Nötig ferner organische Bettinhaltsstoffe.
- *Individuelle Allergene* (Stäube pflanzlicher, tierischer oder chemischer Herkunft, z.T. im Hausstaub).
  Wie ist die Ausstattung der Wohnung oder des Arbeitsplatzes?
  Textilien, Teppiche, Wandbehänge, Bettvorleger, Felle?
  Inhaltsstoffe von Polstermöbeln (Roßhaar, Wollauflagen, Seegras, Kapok, Federn usw.)?
  Edelhölzer an Böden, Decken, Türen, Fenstern?
  Haustiere wie Hund, Katze, Vögel, Hamster, Meerschweinchen usw.?
  Besonderheiten des Hauses (z.B. Bäckerei)?

   Beschwerden durch ortsgebundene Allergene erfahren eine Änderung durch Orts- und Klimawechsel.

   Für *ubiquitäre* Allergene erfolgt eine Besserung:
- bei Pollen an der See,
- bei Pilzen und Milben im Hochgebirge.
  Eine Verschlechterung:
- für Pollen bei warmem und trockenem Wetter,
- für Milben, Pilze und Bakterien bei feuchtem und kaltem Wetter.

Für die ortsgebundenen *individuellen* Allergene erfolgt eine Verbesserung bei Ortswechsel, z. B. im Urlaub, im Krankenhaus usw.

Bei *arbeitsplatz*-spezifischen Allergenen Besserung an Wochenenden, an Feiertagen, zu Urlaubszeiten, jedoch zunehmende Verschlechterung von Montag bis Freitag.

Tätigkeitsbedingte Expositionsmöglichkeiten

Die Tätigkeitsbindung der Beschwerden kann täuschen. Oft liegt in Wirklichkeit eine ortsgebundene Exposition vor, da spezielle Tätigkeiten vielfach an Orten mit ortsspezifischen Allergenen ausgeübt werden (z. B. Schimmelpilze im Schwimmbad, Hobbykeller usw.). Tätigkeitsbezogene Beschwerden erfordern also stets eine gezielte Analyse, ob tätigkeitsspezifische (z. B. Holzstaub) oder ortsspezifische Allergene (z. B. Wandbehang) vorliegen. Eine systematische Suche nach tätigkeitsspezifischen Allergenen empfiehlt sich ferner bei unklarem Beschwerdebild. Allergenmöglichkeiten ergeben sich bei folgenden Tätigkeiten:

Die eigene Person betreffende Tätigkeiten. Oft individuelle Allergene:
- Tägliche Kosmetik: Spray, Puder, Creme, Duftstoffe usw.
- Tragen besonderer Kleidung: Seide, Pelze, Gummistrümpfe, Perlon, Angora usw.
- Essen. Wichtig: Milchprodukte, Ei, Fisch, Zitrusfrüchte, Hülsenfrüchte, Nüsse, Kakao, Zwiebel, Gemüse, Fleisch.
- Getränke: Milch, gefärbte Limonaden (Tartrazin), Wein (Schimmelpilze, Hefe, Hopfen, Schönungsmittel).
- Medikamente: Antibiotica, Schmerz-, Grippemittel (Cave Aspirinintoleranz, S. 139), sonstige.
- Regelmäßige Schlafgewohnheiten: Bettlektüre, sogenannte Betthupferl (z. B. Schokolade), Schlaftiere oder ähnliches.
- Sonstige, regelmäßige Gewohnheiten.

Häusliche Tätigkeiten.
- Fegen, Staubwischen (Hausstaub, Epithelien, Textilstaub).
- Bettenmachen (Federn, Wolle, Matratzeninhaltstoffe, Milben).
- Waschen (chem. Allergene, Proteasen).
- Reinigen von Tierställen (Epithelien, Pilze).
- Gartenarbeit (Pollen, Pilze).

Berufliche Tätigkeiten (Nach K. Hansen). Neben Asthma auch hinweisend für Rhinitis allergica.
- Haarberufsasthma: Jäger, Tierhalter, Kürschner usw. (Hautschuppen, Haare und deren Verunreinigungen, Milben, Schimmelsporen, Haarfärbemittel).
- Lederberufsasthma: Gerber, Fellfärber, Schuster usw. (Lederfärbemittel und -Beizen).

- Federnberufsasthma: Geflügelhalter und -züchter, Arbeiter in Bettfedern-
  handlungen (gereinigte und ungereinigte Federn, Ungeziefer, Schimmel-
  pilzsporen).
- Imkerasthma: Imker (Bestandteile der Bienen und deren Gift).
- Mehlberufsasthma: Müller, Bäcker usw. (Mehl und dessen Verunrei-
  nigungen).
- Baumwollberufsasthma: Baumwollhändler, Hafenarbeiter, Schneider
  (Baumwolle und deren Verunreinigungen).
- Hanf- und Flachsasthma: Leineweber, Seiler (Pflanzliche Eiweißstoffe
  und deren Rohprodukte).
- Holzberufsasthma: Holzarbeiter, Tischler usw. (Staub einheimischer, vor
  allem aber exotischer Hölzer, Harze, Beizen, Leinöl).
- Gärtnerasthma: Gartenarbeiter usw. (Blumen, Blütenstaub, Schimmel).
- Landarbeiterasthma: Bauern usw. (Tierhaare, Schimmel, Stroh, Tier-
  futter).
- Apotheker- und Drogistenasthma: Apotheker und Drogisten, auch Ar-
  beiter der pharmazeutischen Industrien (Bärlappsporen, Rhabarber,
  Schwertlilienwurzel, Iriswurzel, Puder, alle Medikamente, vor allem Sul-
  fonamide und Antibiotika).
- Asthma der naturwissenschaftlichen Berufe: Zoologen, Mediziner, La-
  boranten (Haare von Insekten – besonders der Raupen, Milben, Federn,
  Pflanzenteile, Formalin).
- Asthma der Metall- und Maschinenarbeiter: Entsprechende Berufsgrup-
  pen (Schwefeldioxyd- und Chromsäuredämpfe, Gleit- und Poliermittel).
- Hausangestellten- und Hausfrauenasthma: Entsprechende Berufe. (Alle
  Allergene des Hauses, z.B. Bettfedern, Blumen, Reinigungsmittel).

Anhang. In der Kunststoffindustrie spielen vor allem Formalin, Phthal-
säureanhydrid und organische Isocyanate eine Rolle, weniger oft Poly-
amine, Epioxydharze und Akrylate.

Freizeittätigkeiten
Ubiquitäre Allergene:
- Hobbytätigkeit in feuchten oder staubigen Räumen wie Keller, Speicher
  usw. (Pilze).
- Gartenarbeit (Pollen, Pilze).
- Schwimmen usw. (Pilze)
- Tierzucht (Pilze).
Individuelle Allergene:
- Basteln mit besonderen Hölzern usw.
- Briefmarken sammeln (Gummi arabicum!)
- Textilstaub beim Nähen, Stricken, Knüpfen usw.
- Umgang mit Tieren (Epithelien): z.B. Reitsport, Jagd, Brieftauben,
  Bienenzucht usw.

Zusammenfassung der Anamnese

Ubiquitäre Allergene: Meist typische Symptomatik. Häufig zeit- und ortsabhängig. Schwerpunkt der Beschwerden in der Passivphase (nachts, morgens).

- Pollen: Saisonal. Starker Niesreiz. Wäßrige Sekretion, Augenjucken und Tränen. Plötzlicher Beginn. Schwerpunkt oft in den Morgenstunden. Besserung an der See und bei kaltem regnerischen Wetter. Voraussetzung: Pflanzen entsprechend dem Blütenkalender.
- Hausstaub – Milben: Meist morgens Niesen, verstopfte Nase. Sekretion geringer. Perennial. Oft im Beginn der Heizperiode Verstärkung der Symptome. Haus- bzw. Bettbindung durch organische Materialien von Bettinhaltsstoffen.
- Extramurale Pilze: Pollenähnliche Symptomatik, zum Teil im Spätsommer. Feuchtwarme Witterung. Meist auf lebenden Pflanzen anzutreffen.
- Intramurale Pilze: Häufig verstopfte Nase in den Morgenstunden. Niesreiz vorhanden, jedoch nicht obligatorisch, Sekretion mehr schleimig. Blockierung der Nasenatmung steht im Vordergrund. Besserung der Beschwerden im Hochgebirge. Verschlechterung bei kaltem, nassem Wetter. Öfter kombiniert mit Asthma. Örtliche Bedingungen: Feuchte, organische Materialien pflanzlicher oder tierischer Herkunft.
- Bakterien: Meist nur blockierte Nasenatmung mit schleimiger bis zäher Sekretion. Auftreten vor allem während der Erkältungszeiten. Besserung bei Antibioticagaben.

Individuelle Allergene (Stäube pflanzlicher, tierischer und chemischer Herkunft, z.B. Holzstaub, Tierepithelien, Proteasen): Häufig in der Aktivphase auftretend. Zeitlich unregelmäßig. Oft tätigkeitsabhängig und ortsgebunden.

Nasale Provokation mit Hilfe der Rhinomanometrie

Aufgrund der Anamnese erfolgt die Auswahl der Allergene zur Cutantestung (Prick- oder Intracutantest). Hautpositive Allergene können aber am Erfolgsorgan Nasenschleimhaut negativ sein, d.h. keine Wirkung verursachen. Andererseits kennt man an der Haut falsch-negative Reaktionen; erst das Erfolgsorgan zeigt ein positives Ergebnis. In vielen Fällen genügt also der Hauttest nicht, es muß außerdem die Aktualität des getesteten Allergens bewiesen werden. Dazu werden heute zwei Methoden verwendet: Die nasale Provokation und der RAST (Radio-Allergo-Sorbenttest $\triangleq$ semiquantitive Bestimmung der allergenspezifischen zirkulierenden Antikörper der IgE Klasse im Serum).

Dadurch ergibt sich folgender Aufbau einer Allergie-Diagnostik:

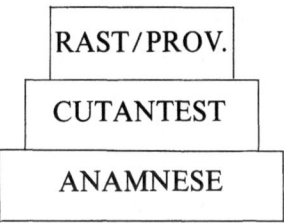

RAST/PROV.

CUTANTEST

ANAMNESE

Im Vergleich zum RAST bietet die nasale Provokation jedoch einige Vorteile:
– Die Provokation prüft die spezifischen an die Mastzellen gebundenen Antikörper der Schleimhaut. – Der RAST prüft die allergenspezifischen zirkulierenden Antikörper.
– Der RAST ist zuverlässig für Pollen, Milben, Katzen-, Hundeepithelien; weniger zuverlässig bei Hausstaub und Pilzen.
– Die Provokation ist schneller und billiger.

Indikationshinweise zur nasalen Provokation

Pollen: In der Regel stimmen die Cutanteste mit der nasalen Provokation überein. Diese erübrigt sich daher oft, besonders bei Gräsern und Getreide. Sie ist jedoch indiziert bei fehlendem anamnestischem Bezug zum Cutantest, zum Ausschluß schwachwirkender Allergene bei Mehrfach-Allergie, zur Kontrolle des Hyposensibilisierungsergebnisses oder bei anamnestischem Hinweis und negativem Hauttest.

Bei *Hausstaub* bzw. Hausstaubmilben sollte stets eine Provokation vorgenommen werden. Hier finden wir bei etwa 30–40% der positiven Hautreaktionen negative nasale Provokationen. Dies ist bedeutungsvoll, da die Hyposensibilisierung mit Hausstaub nicht die hohe Erfolgsquote besitzt wie die Hyposensibilisierung mit Pollenallergenen. Vielleicht lag dies bisher teilweise an der Mitbehandlung falsch-Haut-positiver Fälle. In 8–10% der Testungen liegt eine falsch-negative Cutantestung vor.

*Pilz*allergene bedürfen immer der nasalen Provokation. Dies gilt sowohl für hautpositive, als auch für hautnegative Reaktionen bei anamnestischen Hinweisen. In 40–80% der Fälle ist der Hauttest falsch-positiv, in etwa 10% falsch-negativ (eigene Untersuchungen, Rudolph 1981, Rüdiger 1978).

Die *bakteriellen* Allergene nehmen eine umstrittene Stellung ein. Eine Hyposensibilisierung wird hier von vielen Autoren abgelehnt. Andererseits schätzen Ferstl et al. (1977) die Infektallergie auf etwa ¼ aller perennialen Rhinopathien. Sie nehmen an, daß sich die Infektallergie als Spätallergie in weiteren 20% als Mischform aus einer normalen Atopie entwickelt.

Bei dieser Form ist:

- IgE normal,
- das Nasensekret ohne Eosinophilie,
- die Spätreaktion auf Bakterien-Extrakte positiv.

Der Wert einer Hyposensibilisierung ist daher fraglich und wird teilweise abgelehnt. Antihistaminica zeigen keine Wirkung. Im Falle einer Spätreaktion ist die nasale Provokation nicht möglich.

Tierepithelien und sonstige individuellen Allergene bedürfen bei nicht eindeutigem anamnestischen Bezug zum Nachweis der Aktualität der nasalen Provokation.

Die Durchführung der nasalen Provokation

Für die inhalativen Allergene haben wir mit der Rhinomanometrie ein ideales Mittel Provokationsteste zu objektivieren, besonders auch deswegen, weil von der Trias Obstruktion, Sekretion, Irritation, die Obstruktion subjektiv meist das störendste Symptom ist. Gleichwohl sollte das rhinomanometrische Provokationsergebnis durch Vermerk der einsetzenden Sekretion und Irritation zusätzlich gestützt werden (Rudolph 1981).

Grundsätzlich muß vor jeder Provokation der Ruhewert festgestellt werden und in einem Leertest (Lösungsmittel ohne Allergen) eine mögliche fehlerhafte Reaktion auf das Lösungsmittel ausgeschlossen werden. In der Regel wird nach folgendem Schema verfahren:

- Bestimmung des *Ausgangswertes* mittels anteriorer Messung rechts und links. Normalerweise provoziert man die Seite mit der besseren Durchgängigkeit.
- Danach Einträufeln von 2–3 Tropfen der *Leerlösung* auf die untere Muschel mit einer Tuberkulinspritze.
- Kontrollrhinomanometrie nach 15 min. Hat sich keine Änderung des Nasenwiderstandes gezeigt, so kann man unmittelbar provozieren.
- Zur Provokation läßt man den Patient tief Luft holen, den Atem anhalten und tropft 2–3 Tropfen des Allergens unter Spekulumsicht auf die untere Muschel. Der Kopf ist dabei zur Seite geneigt. Danach sofortiges Ausatmen, den Kopf nach vorn neigen und mehrere Male hin und her schnüffeln lassen. Ein fehlerhaftes Eindringen des Allergens in den Rachen (Uvulaödem!) oder in den Bronchialbaum (Asthmaanfall!) wird so vermieden. – Bei Anwendung eines handelsüblichen Provokationssprays ist die Gebrauchsanweisung korrekt zu beachten, um eine zu tiefe Inhalation zu vermeiden.
- Bei richtiger Provokationstechnik ist ein ernstes Risiko kaum gegeben. Trotzdem muß eine Notfallbehandlung stets möglich sein.
- Zu beachten ist der unterschiedliche Reaktionsablauf der einzelnen Allergene (Abb. 74).

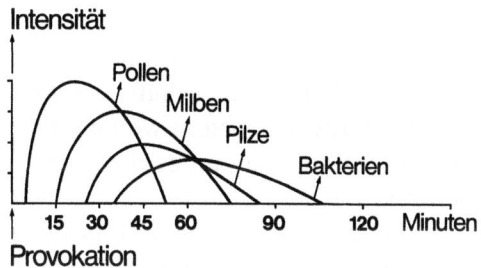

Abb. 74. Unterschiedlicher Verlauf der Provokationssymptomatik bei ubiquitären Allergenen

Bewertung der Ergebnisse

Eine Provokation ist erst dann als positiv zu bezeichnen, wenn der Ruhewert nach der Provokation sich mindestens um 3–4 l/min bei 15 mm/WS verschlechtert hat, und sich die *ganze* Atemkurve sichtbar zur *x*-Achse geneigt hat. Ist dies nicht der Fall, dann muß bei einer 2. Kontrollmessung eine weitere Verschlechterung des Ruhewertes feststellbar sein (Abb. 75).

In allen anderen Fällen ist das Provokationsergebnis als negativ zu bezeichnen, zumindest aber können keine stärker wirksamen Allergene vorliegen. Ein negatives Ergebnis sollte ferner durch fehlendes Muschelödem (Inspektion), fehlende Sekretion und Irritation gesichert werden.

Von einzelnen Autoren (Mygind 1979 u.a.) wird eine negative Provokationsprobe nicht als beweisend für eine fehlende Aktualität angesehen, da eine Provokation nur eine einmalige Exposition darstelle. Im täglichen Leben ist die Exposition dagegen häufig über Stunden oder Tage an-

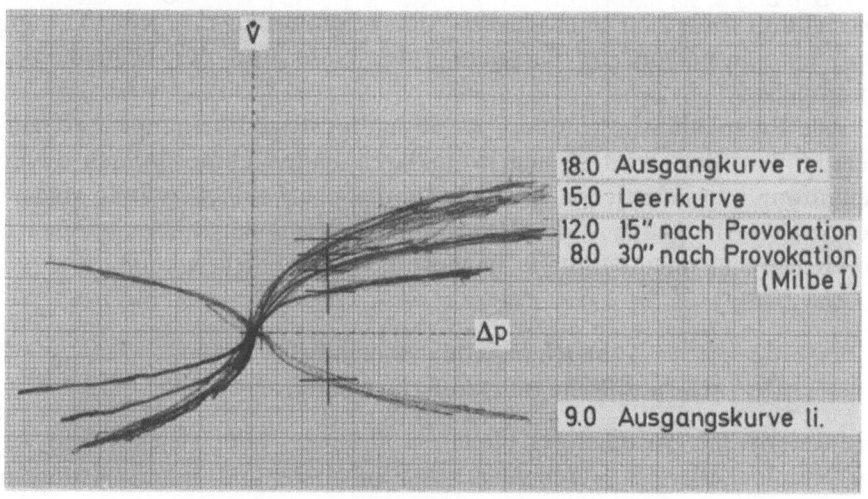

Abb. 75. Beispiel für eine positive Provokation. Die Kontrollmessungen zeigen eine zunehmende Verschlechterung des Nasenwiderstandes

dauernd. Demgegenüber muß betont werden, daß die Provokation nach aller Erfahrung eine ausreichende Allergeneinwirkung darstellt, welche höchstens bei schwacher Allergiebereitschaft falsch-negative Ergebnisse zeitigt. Andererseits soll gerade hier betont werden, therapeutische Konsequenzen sollten immer aus der Zusammenfassung *aller* diagnostischen Faktoren gezogen werden.

Treten trotz hinweisender Anamnese und positivem Hauttest keine Reaktionen auf, so kann eine Histaminfehlreaktion vorliegen. Dann empfiehlt sich eine Schlußprobe mit einigen Tropfen Histamin. Tritt auch hier keine Reaktion der Schleimhaut auf, so ist die Aktualität des Allergens trotz der negativen Provokationsprobe nicht mit Sicherheit auszuschließen. Diese ausbleibende Histaminreaktion ist nicht konstant. Die Provokation muß an einem anderen Tag wiederholt werden. Sie bedingt etwa 2% falsch-negative Provokationen (Enzmann).

Zusammenfassung der nasalen Provokation

Die nasale Provokation bedeutet für viele Hals-Nasen-Ohrenärzte den Einstieg in die Beschäftigung mit der nasalen Allergie überhaupt. Leider wird immer noch zu wenig an die Möglichkeit einer allergischen Genese, speziell bei den perennialen Allergenen gedacht. Andererseits besteht inzwischen vielfach die Tendenz jeden Dauerschnupfen als allergisch bedingt anzusehen und zunächst zur Testung zu überweisen. Dabei wird übersehen, daß die Frage nicht lautet:
– Nasale Allergie, ja oder nein? – sondern
– wieviel Allergie, wieviel nasale Obstruktion anderer Ursache?

Diese Frage kann nur der allergologisch versierte HNO-Arzt oder der Allergologe in Zusammenarbeit mit dem HNO-Arzt richtig beantworten. Dies gilt für *jeden* Fall einer nasalen Atembehinderung, d.h. jeder Testung muß eine inspektorische Befundung der Nase und der Nebenhöhlen vorausgehen.

Alle Provokationsteste sind – wie Funktionsteste überhaupt – zeitaufwendig. Trotzdem wird es sich in unklaren Fällen immer lohnen diesen Zeitaufwand zu investieren, da man sich manche Fehlbehandlung erspart. Bei nasalen Allergenen ist die Provokation mit Hilfe der Rhinomanometrie inzwischen eine unentbehrliche diagnostische Methode geworden.

b) Rhinopathia vasomotoria
(Unspezifische reflektorische Übererregbarkeit)

Die Rhinopathia vasomotoria bietet ein ähnliches oder gleiches Bild wie die Rhinitis allergica: Wechselstenose, oft perennial unterschiedlicher Stärke, vermehrt wäßrig-schleimige Sekretion, Niesreiz oder Reizempfindungen der Nasenschleimhaut.

Tabelle 4. Differentialdiagnostische Unterschiede zwischen der Rhinitis allergica, der Rhinitis vasomotoria und Nasenpolypen

	Rhinitis allergica	Rhinitis „intrinsic"	Rhinitis „cholinergic"	Nasen-polypen
Hauttest	+	–	–	–
Sekreteosinophylie	+	+	–	+
Cortison wirksam	+	+	–	+
Antihistamin wirksam	+	–	–	–
Aspirinüberempfindlich	–	–	–	(+)
Kombination:				
– mit Polypen	–	(+)	–	
– mit Asthma	+	(+)	–	(+)

Man kann zwei Formen der perennialen Rh. v. unterscheiden: Die *intrinsic-* und die *cholinergic*-Form.

Von manchen Autoren wird nur letztere als Rhinitis vasomotoria bezeichnet. Die Unterscheidung in die beiden Formen gelingt nicht immer. Erschwerend kommt hinzu, daß die intrinsic-Form noch mit Nasenpolypen kombiniert sein kann, welche man zweckmäßigerweise als eigene Gruppe auffaßt. Nachfolgende Tabelle 4 soll die differentialdiagnostische Unterscheidung erleichtern.

Die Rhinopathia vasomotoria kann irritativ, lageabhängig, vegetativ, hormonell, psychisch bedingt sein. Die Symptome sind häufig sehr viel wechselhafter und unregelmäßiger als diejenigen der Rhinitis allergica. Eine allergische Komponente sollte jedoch auch bei nicht eindeutiger Allergie-Anamnese durch eine Suchtestung ausgeschlossen werden.

Die *irritative* Rhinopathie wird häufig durch mechanische, physikalische oder chemische Reize hervorgerufen.

Unspezifische physikalische Reize sind folgende:

– inerte Stäube (reaktionslose Partikel), anorganische Stäube,
– Zigarettenrauch, Auspuffgase, Reizgase,
– Küchendünste, Gerüche,
– Nebel, Sonne, Temperaturunterschiede,
– ionisierende Strahlen, Druckunterschiede (Fliegen, Tauchen).

In manchen Fällen kann die gesteigerte Irritation durch einen Provokationstest mit dem verdächtigen Staub bzw. Talkum nachgewiesen werden.

Angaben über Empfindlichkeit auf *Zigaretten*rauch lassen sich durch eine Provokation leicht klären.

Normalerweise bringt das Rauchen einer Zigarette oder das Einatmen von Zigarettenrauch keine Verschlechterung des Nasenwiderstandes. Dies haben wir in einer Versuchsreihe mit 30 Personen eindeutig nachweisen können (Zabinski 1974).

*Temperatur*unterschiede wirken ebenfalls oft irritativ. In einem solchen Fall läßt man den Patienten aus einer Sauerstoff- oder Preßluftflasche Kaltluft einatmen. Normalerweise wird durch kalte Luft ein Abschwell-effekt der Schleimhaut hervorgerufen. Tritt nach ungefähr fünfminütiger Einatmung von kalter Luft eine deutliche Widerstandsvermehrung ein, so ist die Temperaturempfindlichkeit des Patienten bewiesen.

Wärmeeinwirkungen verursachen normalerweise keine Abschwellung, sondern in der Regel eine Erhöhung des Nasenwiderstandes.

Bei 14 Patienten ergab sich nach 10 minütiger Kopflichtkastenbestrahlung in 12 Fällen eine Verschlechterung um durchschnittlich 22,5% und in 2 Fällen eine Verbesserung um 3 bzw. 6%. Diese Tatsache sollte bei Wärmetherapie beachtet werden.

Chemisch irritative Stoffe können nichttoxischer- oder toxischer Natur sein. Genannt werden folgende:
- aromatische Amine,
- Lösungsmitteldämpfe, Trichloräthylen,
- Härter, Stabilisatoren, Emulsionsträger, Spritzlackzusätze,
- Desmodur oder Desmophenlacke und -Schaumstoffe,
- Diazomethan, Bromäthyl (für Kältemaschinen),
- flüchtige Cloride (POCL$_3$, PCL$_3$, PCL$_5$),
- Phosgen, Nitrosegase, SO$_2$,
- Azethylen (Schweißer),
- flüchtige Basen und Säuren,
- Formaldehyd,
- Di-chlor-äther.

Auch in solchen Fällen lassen sich manchmal Provokationsteste durchführen, als Hinweis für die Irritation.

Über Wechselstenosen durch *Lageänderungen* wird häufig geklagt. Sie sind meist einseitig und nur auf der tieferliegenden Seite vorhanden (Milbenallergie, da bettgebunden, oft scheinbar lageabhängig, aber doppelseitig). Man bestimmt den Nasenwiderstand in sitzender Stellung und wiederholt die Prüfung nachdem der Patient mit dem Kopf tief gelagert wurde.

Vegetativ stimulierte Patienten haben oft einen positiven Jugularisdruckversuch (Cottle). Wenn man die Jugularis komprimiert, verzeichnet man einen deutlichen Anstieg des Atemwiderstandes.

c) Nasenpolypen

Ein kleiner Teil der Nasenpolypen tritt im Gefolge entzündlicher Erkrankungen auf. Der größere Teil hat Sekret- und Gewebseosinophilie, reagiert auf Cortison und schwach auf Antihistaminica. Häufig besteht eine Überempfindlichkeit gegenüber Aspirin und Analgetica und eine Kombination mit Asthma. Hautteste sind dagegen oft negativ. In positiven Fällen (etwa 10%) kann es sich auch um eine begleitende Allergie handeln, ohne daß damit ein ursächlicher Zusammenhang mit den Nasenpolypen bewiesen ist.

d) Rhinopathia medicamentosa

Es sind drei Gruppen zu unterscheiden.
- Dauerhafte Behinderung der Nasenatmung durch den Mißbrauch abschwellender Nasenmittel.
  Vorher Normalatmung. Nach 8–10 Tagen Abstinenz haben sich die Nasenmuscheln meist wieder normalisiert. Die Kontroll-Rhinomanometrie zeigt eine deutliche Besserung oder Normalisierung der Durchgängigkeit der Nase. Anderenfalls ist nach weiteren Ursachen zu fahnden.
- Gleiches gilt für *Antihypertonica* (besonders reserpinhaltige). Vor allem Nachts „verstopfte" Nase. Da sie nicht entbehrt werden können, ist nach Möglichkeit auf reserpinfreie Präparate umzustellen, z.B. Betablocker. Cave: Auch Jugendliche sind stets nach Hypertonie zu befragen.
- ASA (*nichtallergische Aspirinintoleranz,* da keine Antikörper nachweisbar sind und die Symptome ohne vorherige Sensibilisierung auftreten). Beim Asthma rechnet man in 10–15% der Fälle mit einer Intoleranzreaktion; Dauer maximal 3 h. Sie beginnt häufig mit einer Rötung im Kopfbereich, Conjunctivitis und wäßriger Nasensekretion. Bei Patienten im mittleren Alter mit Asthma und Nasenpolypen sollte auch der HNO-Arzt an diese Möglichkeit denken. Beweis durch orale Provokation. Kontrollmessung nach 15, 30 min und einer Stunde nach Einnahme des Medikamentes. Cave: Bei bekannter Intoleranz und Asthma muß die Provokation, besonders durch den HNO-Arzt, unterbleiben.

e) Rhinopathia sicca, -atrophicans, -senilis

Die Diagnose ergibt sich durch die Inspektion. Die Rhinopathia senilis ist meist eine Pseudostenose (verstopftes, trockenes Gefühl), wie sich durch die Rhinomanometrie bestätigen läßt.

Bei zu *weiter* Nase wird bekanntlich meist über eine behinderte Nasenatmung geklagt. Früher bestand die Meinung, daß durch die Weite Turbulenzen entstehen mit hohem Atemwiderstand. Bei mehreren Ozaenafällen konnten wir dies nicht bestätigen. Es bestand im Gegenteil immer ein sehr niedriger Atemwiderstand. Offensichtlich führt ein zu niedriger „Vorschaltwiderstand Nase" im Verein mit der gestörten Sensibilität der Nasenschleimhaut zu einer Fehlsteuerung der gesamten Atemmechanik.

f) Defekte der Schleimproduktion und des Schleimtransportes

- Mucoviszidose: Meist Polyposis. Zähes Sekret!
  Cilienhemmender Proteinfaktor im Serum.
- Kartagenersche Trias: Nasenpolypen, Bronchiektasen, Situs inversus.
- Woakessche Erkrankung: Bilaterale Polyposis mit Deformierung der knöchernen Pyramide.

  Alle drei Erkrankungen ergeben sich allein aus der Inspektion und dem klinischen Bild.

g) Defekte der Immunglobulinbildung
(Agammaglobulinaemie, Louis-Bar-Syndrom)

Sie sind labormedizinisch abzuklären durch Bestimmung:
- von IgG, IgA, IgM, sekretorischem IgA,
- der Antikörperaktivität,
- des T-Zellentestes,
- der Lymphocytentransformation,
- der Hautreaktionen vom verzögerten Typ.

h) Rhinopathie unklarer Genese

Ein Rest unklarer Fälle wird trotz aller diagnostischen Bemühungen stets bleiben. Er ist aber in den letzten Jahren immer kleiner geworden.

i) Rhinitis viraler oder bakterieller Genese

Hier ist das bekannte klinische Bild entscheidend.

III. Rhinomanometrische Kontrolle therapeutischer Maßnahmen

Die Nase als Reglerorgan besitzt eine hohe Variationsbreite des Atemwiderstandes um sich externen Faktoren (Klima, Belastung, Streß usw.) anpassen zu können. Dies wirkt sich verfälschend auf Kontrolluntersuchungen aus. Es gelten deshalb zusammengefaßt folgende Regeln:

Kleinere Widerstandsänderungen nach physikalischen-, pharmakologischen- oder operativen Einwirkungen können durch Wiederholungsuntersuchungen nur nachgewiesen werden, wenn:
- Der Wirkungseffekt die physiologischen Tagesschwankungen übertrifft, d.h. mindestens 10–15% beträgt, bzw. bei schlechten Ausgangswerten bei 15 mm/WS mindestens eine Änderung des Atemstroms um 4–5 l/min vorhanden ist.

– Eine verbessernde oder verschlechternde Tendenz bei allen Kontrollen auftritt.
– Im Leerversuch sich statistisch signifikante Unterschiede ergeben (Zahl der Versuchspersonen mindestens 50).

Bei *starken* Reaktionen genügt *eine* Kontrolluntersuchung.

Einen hohen Wert besitzt die Rhinomanometrie zur Objektivierung unserer therapeutischen Ergebnisse. Hier darf auch der *psychologische* Effekt, der auch für die Laien verständlichen rhinomanometrischen Messung nicht vergessen werden. Man ist immer wieder überrascht, wie psychisch auf ihre Nase fixierte oder operativ unzufriedene Patienten durch Demonstration der verbesserten rhinomanometrischen Meßkurve in ihrer Fehlhaltung korrigiert werden.

O. Schlußdiagnose

Wenn zum Schluß die Ergebnisse zusammengefaßt werden, muß sich das rhinomanometrische Meßergebnis mit den anamnestischen Angaben und dem inspektorisch geschätzten Durchgängigkeitswert decken. Wenn nicht, dann entsteht die Frage warum?

Rhinomanometrie: Zunächst ist zu überlegen, ob ein Meßfehler vorliegen könnte:
- Nebenluft bei $\dot{V}$ (zu schlechtes Ergebnis).
- Nebenluft bei Δp (zu gutes Ergebnis).
- Seitenverhältnis rechts/links überschreitet 1,5 und wurde nicht in Rechnung gesetzt.
- Ansaugen der Nasenflügel bei anteriorer Methode übersehen.
- Wurde der Abschwelltest nicht richtig durchgeführt, bzw. gewertet?

Anamnese
- Wurde das Ausmaß der Atembehinderung vom Patienten unter- oder überbewertet?
- Wurde der Stenosetyp verwechselt?
- War die momentane Durchgängigkeit eine andere als anamnestisch angegeben?
- Wurde eine nicht-nasal bedingte Mundatmung einer behinderten Nasenatmung gleichgesetzt?
- Wurde eine überwiegend einseitige Atembehinderung als Störung der Gesamtatmung angegeben?
- Wurde eine Medikamentenwirkung übersehen?

Inspektion
- Wurde ein extra- oder perinasaler Faktor nicht berücksichtigt?
- Wurde die Durchgängigkeit des Isthmus, Naseneingangs oder hinteren Cavums nicht richtig geschätzt?
- Wurde vor allem eine hintere Stenose übersehen? Abschwellen!
- Wurde neben der Flächengröße der Grad der Rundung nicht beachtet?
- Wurde eine falsche Strömungsrichtung nicht erkannt?

Nach einer solchen Kontrolle werden nur selten Fälle übrig bleiben, welche diagnostische Diskrepanzen aufweisen.

Abschließend können die erhobenen Befunde in dem nachfolgenden Schema zusammengefaßt und die Schlußdiagnose festgelegt werden.

Beurteilung

Extranasale Störung
Perinasale Störung
Externe Ursachen

Dauerstenose
Temporäre Dauerstenose
Wechselstenose
Pseudostenose

Momentane Durchgängigkeit	rechts	links	bds.
– Anamnestisch:			
– Inspektorisch:			
– Rhinomanometrisch:			
Abschwelltest:			
Dilatationstest:			
Mittlere Durchgängigkeit			

Formfehler
Äußere Nase:
– Rücken
– Spitze
– Nasenbasis

Nasenlumen:	re	Septum	li	re	lat. Wand	li
– Vestibulum						
– Isthmus						
– Cavum						

Dysfunktion
Rh. allergica: saisonal, perennial
Rh. vasomotoria: irriativ, orthostatisch
    vegetativ, hormonell psychisch
Rh. medicamentosa: zu-, abschwellende Mittel
Rh. sicca (senilis)
Rh. unklarer Genese
Rhinitis, ac., rez. (Sinusitis).

Übereinstimmung (=), keine Übereinstimmung (≠) zwischen:
Anamnese...... Inspektion...... Rhinomanometrie...... Anamnese

---

1: nicht-,   2: gering-,   3: mittel-,   4: hochgradig behinderte Nasenatmung.
  (gut)   (ausreichend)   (mäßig)   (schlecht)

Literatur

Arentsschild Ov. (1966) Der Nasenwiderstand bei Eigen- und Fremdstrommessung. Arch Ohren Nasen Kehlkopfheilkd 187:664–669

Aschan G, Drettner B (1957–58) Nasal obstruction at provocation experiments in patients with Hay-Fever. Acta Otolaryngol [Suppl] (Stockh) 140:94–95

Aschan G, Drettner B (1958) A new technique for measuring nasal resistance to breathing, illustrated by the effects of histamine and physical efforts. Ann Acad Regiae Sci Ups 2: 111–126

Bachmann W (1968) Experimentelle Untersuchungen zur Funktion des anatomischen inneren Nasenlochs. Arch Ohren Nasen Kehlkopfheilkd 191:658

Bachmann W (1969) Die Nasenklappe, ein funktionell falsch verstandener Begriff. Arch Ohren Nasen Kehlkopfheilkd 194:451

Bachmann W (1969) Die Topographie des anatomischen Ostium internum der Nase im Hinblick auf seine funktionelle Bedeutung. Z Laryngol Rhinol 48:263

Bachmann W (1970) Eine für die Rhinomanometrie geeignete Panoramamaske. HNO 18:21–22

Bachmann W (1970) Mit welchem Grad von Zuverlässigkeit können therapeutische Resultate mittels der Rhinomanometrie heute beurteilt werden? Z Laryngol Rhinol 49:110

Bachmann W (1973) Probleme der Rhinomanometrie, ihre Lösung durch $x–y$ Schreibung. Z Laryngol Rhinol 52:872–878

Bachmann W (1973) Untersuchungen über Morphologie und Funktion des vorderen Nasenabschnittes. Habil. Schrift, Heidelberg

Bachmann W, König WF (1969) Das Muskelspiel der Nase. Z Laryngol Rhinol 48:693

Bachmann W, Nieder Th (1978) Der klinische Wert der Rhinomanometrie. Z Laryngol Rhinol 57:379–383

Baumann A, Masing H (1970) Über den Einfluß körperlicher Arbeit auf den Nasenwiderstand. Z Laryngol Rhinol 53:264

Bode A (1969) Vergleichende Untersuchungen der äußeren Nasenform und des vorderen Nasenlumens bei den vier Hauptrassen. Dissertation, Heidelberg

Bohl W (1978) Technische Strömungslehre. Nagel, Würzburg

Braun-Munzinger G (1971) Untersuchungen über die Größe der incisura nasalis maxillae, ihre Abhängigkeit vom Nasalindex und der Nasengröße sowie ihre funktionelle Bedeutung. Dissertation, Heidelberg

Braune W, Clasen FE (1877) Die Nebenhöhlen der menschlichen Nase und ihre Bedeutung für den Mechanismus des Riechens. Z f Anat u. Entwicklungsgesch (Leipzig) 2, zit n Gaule 24

Bridger GP (1970) Physiology of the nasal valve. Arch Otolaryngol 29:543–553

Broms P (1980) Rhinomanometrie. University of Lund, Department of Otolaryngology, Malmö General Hospital Malmö, Sweden, S 21 401

Büsser E, Schibli RA (1973) Rhinomanometrie: Methodik und Normalwerte. Dtsch Med Wochenschr 98:719

Burchardt (1905) Die Luftströmung in der Nase unter pathologischen Verhältnissen. Arch Laryngol 17:123–146

Capel LH (1969) Nasal airway resistance. J Laryngol, Otol 83:681

Chariton F (1905) Beitrag zur Erkenntnis der epithelialen Auskleidung des Vestibulum nasi des Menschen und der Säugetiere. Z Ohrenheilkd Krankh Luftwege 49:143

Cohen BM (1970) The nasal respiratory handicap of exspiratory air flow disease: The response to bronchodilatator aerosols. Respiration 26:35

Cole P (1954) Respiratory muscosal vascular responses, air conditioning and thermo regulation. J Laryngol, Otol 68:613

Connell JT (1966) An instrument for measuring the effective cross-sectional nasal airway. J Allergy 37:127–134

Cottle MH (1955) The Structure and function of the nasal vestibule. Arch Otolaryngol 62:173–181

Cottle MH (1958) Correlating nasal examination with respiratory tract function. American Rhinologic Society

Cottle MH (1960) Concepts of nasal physiology as related to corrective nasal surgery. Arch Otolaryngol 72:11–20

Cottle MH (1968) Rhino-sphygmo-manometry, an aid in physical diagnosis. Int Rhinol 6:7–26

Cottle MH, Loring RM, Gayon FE (1963) Rhino-sphygmo-manometry and rhino-rovma-sphygmo-manometry. Int Rhinol 1:23–27

Courtade A (1902) La respiration est-elle exclusivement nasale ou buccale ou peut-elle être mixte? Dans Soc. de Medicine et de Chir. pratique, Paris

Craig AB, Dvorak M, Mcllreath FJ (1965) Resistance to airflow through the nose. Ann Otol Rhinol Laryngol 74:589–603

Dallimore NS, Eccles R (1977) Changes in human nasal resistance associated with exercise, hyperventilation and rebreathing. Acta Otolaryngol (Stockh) 84:416

Dawes JDK (1952) The course of nasal airstreams. J Laryngol, Otol 66:583–593

Dennecke HJ, Meyer R (1964) Plastische Operationen an Kopf und Hals. Springer, Berlin Heidelberg New York

Dirnagl K (1970) Entwicklung einer Anlage zur Früherfassung obstruktiver Lungenfunktionsstörungen. Wehrm 8:41

Dishoeck HAEv (1936) Die Bedeutung der äußeren Nase für die respirative Luftströmung. Acta Otolaryngol (Stockh) 24:494–505

Dishoeck HAEv (1937) Elektrogramm der Nasenflügelmuskeln und Nasenwiderstandskurve. Acta Otolaryngol (Stockh) 25:285

Dishoeck HAEv (1942) Inspiratory nasal resistance. Acta Otolaryngol (Stockh) 30:431–439

Dishoeck HAEv (1965) The part of the valve and the turbinates in total nasal resistance. Int Rhinol 3:19–26

Dishoeck HAEv, Clément PAR, Stoop A, Wal RJvd (1975) Objektivierung des therapeutischen Effektes der Aerosol-Therapie bei der allergischen Rhinopathie. Acta Otorhinolaryngol Belg 29:473 480

Drettner B (1961) Vascular reactions of the human nasal mucosa on exposure to cold. Acta Otolaryngol [Suppl] (Stockh) 166

Drettner B (1967) Die Ventilation der Nase und der Nebenhöhlen. Z Laryngol Rhinol 46:159–172

Drettner B (1963) Blood vessel reactions on the nasal mucosa. Int Rhinol 1:40–46

Enzmann H (1970) Der obere Atemwegswiderstand. Dissertation, Heidelberg

Ey W (1968) Rhinomanometrische Untersuchungen bei funktionsplastischer Chirurgie der Nase. Arch Ohren Nasen Kehlkopfheilkd 191:689

Ey W (1970) Rhinomanometric studies compared to body-plethysmographic measurements. Revue de la Laryngologie, Otologie, Rhinologie, Rhinology, Vol VIII No 1

Feenstra L (1972) Neusweerstandsquotient een maat voor neusobstructie. Thesis, University of Groningen

Ferara HP (1968) Über die funktionelle Bedeutung der Weichteilfläche unterhalb des Dreieckknorpels für die Atmung. – Stellungnahme zum Begriff der Minkschen Nasenklappe, dargestellt anhand rhinomanometrischer Untersuchungen. Dissertation Heidelberg

Ferstl A, Kellner F, Majer EH (1977) Allergische Krankheiten und neurovasculäre Störungen der Nase und Nebenhöhlen. In: Hals-Nasen-Ohrenheilkunde in Praxis und Klinik, Band 1. Thieme, Stuttgart

Fischer R (1969) Die Physik der Atemströmung in der Nase. Habilitationsschrift Berlin

Fischer R (1970) Die Messung und graphische Auswertung des Strömungswiderstandes der Nase. Arch Ohren Nasen Kehlkopfheilkd 197:72–84

Flottes L et al (1961) Importance du cycle nasal dans l'appreciation de l'action des drogues vasomotrices. J Fr Otorhinolaryngol 10:417–430

Fomon S (1960) Cosmetic surgery. Lippincott, Philadelphia

Franke G (1894) Experimentelle Untersuchungen über Luftdruck, Luftbewegung und Luftwechsel in der Nase und ihren Nebenhöhlen. Arch Laryngol 1:230–249

Freyer M (1968) Die lokale Wirkung von Adrenalin, Acetylcholin und Menthol auf die Nasendurchgängigkeit. Dissertation, Freie Univ Berlin

Friedrich G (1971) Experimentelle und theoretische Untersuchungen über die Auswirkung des Vestibulum nasi auf den Gesamtwiderstand der Nase speziell im Hinblick auf den von van Dishoeck beschriebenen Trichtereffekt. Dissertation, Heidelberg

Fry DL, Hyatt RE (1960) Pulmonary mechanics: A unified analysis of the relationship between pressure, volume and gasflow in the lungs of normal and diseased human subjects. Am J Med 29:672

Fuchs R (1970) Normwerte der Flächen des äußeren Nasenloches, des inneren Nasenloches und des Isthmus nasi anhand von Lastic-Abdrücken beim Lebenden. Dissertation, Heidelberg

Gärtner G (1911) Die Messung der Durchgängigkeit der Nase für den Luftstrom. Wien Klin Wochenschr 8:279

Gaule J (1900) Physiologie der Nase und ihrer Nebenhöhlen. In: P. Heymann's Handbuch der Laryngologie u Rhinologie, Bd III/Tl 1:152–214. Hölder, Wien

Geuder J (1972) Läßt sich durch eine Reduzierung der Crista piriformis eine Querschnittserweiterung der Apertur erreichen. Dissertation, Heidelberg

Glatzel (1901) Zur Prüfung der Luftdurchgängigkeit der Nase. Ther Ggw 42. Jahrg: 348

Glatzel (1901) Zur Prüfung der Luftdurchgängigkeit der Nase. Ther Ggw 42. Jahrg: 501

Griesmann BL (1944) Muscels and cartilages of the nose from the standpint of a typical rhinoplasty. Arch Otolaryngol 39:334

Grünwald L (1925) Handbuch der Hals-, Nasen-, Ohren-Heilkunde Bd I, S 26–29, 290–295

Guillerm R, Badré R et al (1961) Le rhinorhéometre nouvel appareil pour l'étude de la perméabilité nasale. J F Otorhinolaryngol 10:431

Guillerm R (1966) Une technique de mesure de la perméabilité nasale, la rhinorhéographie. Rev Laryng 88, Vol 3, Suppl (Bodeaus)

Guillerm R (1960) In: Flottes L, Clerc P, Rink Derilla F (eds) La physiologie des sinus. Librairie Arnette, Paris

Hamida C (1968) Die Abhängigkeit der Lokalwirkung des Ephedrins von der Applikationsform in der Nase. Dissertation, Freie Univ Berlin

Hanf M (1970) Rhinomanometrische Untersuchungen bei Kindern vor und nach Adenotomie und Tonsillektomie. Dissertation, Heidelberg

Hansen K, Werner M (1967) Lehrbuch der klinischen Allergie. Thieme, Stuttgart

Heetderks DR (1927) Observations on the reaction of normal nasal mucous membrane. Am J Med Sci 174:231–244

Hellmann K (1926) Untersuchungen über die Nase als Luftweg. Z Hals Nasen Ohren Heilkd 15:354–357

Hyatt RE, Wilcox RE (1961) Extrathoracic airway resistance in man. J Appl Physiol 16:326

Kallius E (1905) Handbuch der Anatomie des Menschen. Bd I:133–135; 163–165

Kantorowicz A (1924) Klinische Zahnheilkunde. 3. Auflage. Meusser, Berlin

Kayser R (1889) Über den Weg der Atemluft durch die Nase. Z Ohrenheilkd 20:96–109

Kayser R (1887) Die Bedeutung der Nase und der ersten Atmungswege für die Respiration. Arch Ges Phys Bd XLI, S 147

Kayser R (1885) Die exakte Messung der Luftdurchgängigkeit der Nase. Arch f Laryng 3:101

Kellerhals B (1978) Rhinopathie im Kindesalter. HNO-Praxis 5:19–24

Kern E (1977) Standardization of rhinomanometry. Rhinology 15:115

Keuning I (1963) Rhythmic conchal volume changes. Int Rhinol 1:57

Keuning I (1968) On the nasal cycle. Int Rhinol 6:99–136

Kortekangas AE (1971) Clinical application of rhinomanometry. Rhinology 9:144–146

Kortekangas AE (1972) Significance of anterior and posterior technique in rhinomanometry. Acta Otolaryngol (Stockh) 73:218–222

McLaurin JW, Shipman WF, Kirkley DE (1960) A modified technique of rhinometry. Laryngoscope 70:155–165

Legler U (1967) Beitrag zur Morphologie, Physiologie und Klinik des Vestibulum nasi vermittels eines neuzeitlichen Abdruckverfahrens. Z Laryngol Rhinol 46:482

Legler U (1968) Zur Morphologie und Nomenklatur des Vestibulum nasi anhand des Abdruckverfahrens. Z Laryngol Rhinol 47:640

Lieb C, Mulinos M (1939) Nasograph mirror of Glatzel as measure of nasal patency. Arch Otolaryngol 30:334–343

Löb H (1976) Rhinomanometrische Untersuchungen über die Veränderungen des nasalen Atemwiderstandes im Verlauf des Tages. Dissertation, Heidelberg

Marx H (1949) Die Nasenheilkunde in Einzeldarstellungen. 1. Lieferung, Bau und Funktion der Nase. Fischer, Jena S 3–5, 25

Masing H (1965) Die klinische Bedeutung der Nasenwiderstandsmessung. Arch Ohren Nasen Kehlkopfheilkd 185:763–768

Masing H (1967) Experimentelle Untersuchungen über die Strömung im Nasenmodell. Arch Ohren Nasen Kehlkopfheilkd 189:59–70

Masing H (1967) Experimentelle Untersuchungen über den Strömungsverlauf im Nasenmodell. Arch Ohren Nasen Kehlkopfheilkd 189:371–381

Masing H (1967) Pathophysiology of the nasal airflow. Int Rhinol 5:63–67

Masing H (1967) Die Rhinomanometrie. Electromedica 2:6–10

Masing H (1968) Nasenkorrektur und Atmungsfunktion. Z Laryngol Rhinol 47:277

Masing H (1970) The Airspace in the Nose. Revue de la Laryngologie, Otologie, Rhinologie. Rhinology, Vol VIII No 1, Mexiko

Masing H, Frimberger R (1974) Ein neues Rhinomanometer für die Praxis. Laryngol Rhinol Otol (Stuttg) 53:717

Masing H, Wolf G (1969) Der Nachweis des Nasenmuschelzyklus mit Hilfe des Röntgenschichtbildverfahrens. Z Laryngol Rhinol 48:684

Mihalkovics Vv (1900) Anatomie der Nase und ihrer Nebenhöhlen. In: P. Heymann's Handbuch der Laryngologie u Rhinologie Bd III/Tl 1, S 8–19. Hölder, Wien

Mink PJ (1920) Physiologie der oberen Luftwege. Vogel, Leipzig

Mygind N (1979) Clinical investigation of Allergic rhinitis and allied conditions. Allergy 34:195–208

Naumann HH (1966) Rhinologische Grundlagen und Indikationen für korrigierende Eingriffe im Nasenbereich. In: Gorbrandt, Gabka, Berndorfer (Hrsg) Handbuch der Plastischen Chirurgie Bd 2 Lfg 5. de Gruyter, Berlin

Naumann HH (1968) Funktionelle Gesichtspunkte bei Nasenplastiken. Chirurgica Plastica 5:204–211

Neff FJ (1972) Untersuchungen zur genaueren Bestimmung der aus den anterioren rhinomanometrischen Messungen errechneten Gesamtwiderstände der Nase. Dissertation, Heidelberg

Nieder Th, Bachmann W (1980) Stellt die einseitig behinderte Nasenatmung einen praedisponierenden Faktor für die gleichseitige Sinusitis maxillaris dar? Laryngol Rhinol Otol (Stuttg) 59:312–315

Nolte D (1972) Bodyplethysmographische Messungen von Nasen- und Bronchialwiderstand. Klin Monatsschr 26:261

Nolte D, Schlote C, Ulmer WT (1967) Der Strömungswiderstand der Nase. Arch Ohren Nasen Kehlkopfheilkd 188:408–412

Ogura JH (1966) Nasal obstruction and the mechanics of breathing. Arch Otolaryngol 83:135–150

Ogura JH, Harvey JE (1971) Nasopulmonary mechanics. Experimental evidence of the influence of the upper airway upon the lower. Acta Otolaryngol (Stockh) 71:123

Ogura JH, Stokstead P (1958) Rhinomanometry in some rhinologic diseases. Laryngoscope 68:2001–2014

Ogura JH, Togawa K (1966) Physiology relationships between nasal breathing and pulmonary function. Laryngoscope 76:30

Ogura JH, Nelson JR, Kawaski M, Togawa T (1964) Experimental observations of the relationships between upper airway obstruction and pulmonary function. Annals of Otolaryngology, St Louis, 73:381–403

Ogura JH, Nelson JR, Dammkoehler R, Kawaski M (1965) Observations on the relationships between upper airway obstruction and pulmonary function: an experimental study. Arch Otolaryngol 81:422–423

Ogura JH, Unno T, Nelson JR (1968) Nasal surgery. Arch Otolaryngol 88:288–295

Paulsen E (1882) Experimentelle Untersuchungen über die Strömung der Luft in der Nasenhöhle. Sitzungsber Akad d Wiss Wien Bd 85 Abt III, S 352–373

Perks ER, Rozner L (1964) A method of measuring nasal obstruction. Arch Otolaryngol 80:200–205

Portmann G (1948) L'exploration clinique en ORL. Masson et Cie, Paris, p 362

Proetz AW (1953) Applied physiology of the nose. 2rd edn St Louis

Reinert O (1969) Die Rhinomanometrie eine Funktionsprobe. – Kritische Betrachtungen über Ergebnisse und ein Vorschlag zur Auswertung. Dissertation, Heidelberg

Rethi L (1900) Experimentelle Untersuchungen über die Luftströmung in der normalen Nase, sowie bei pathologischen Veränderungen derselben und des Nasenrachenraumes. Akad d Wiss Wien Bd 109 Abt III, S 17–36

Riedel UD (1968) Untersuchungen am vorderen Nasenabschnitt anhand von Abdrücken nach aktiver Erweiterung. Dissertation, Heidelberg

Riu R (1971) Pathophysiologische Aspekte der oberen Luftwege: Nase, Nebenhöhlen, Ohrtrompete. Arch Ohren Nasen Kehlkopfheilkd 199:1–20

Rohrer F (1915) Der Strömungswiderstand in den menschlichen Atemwegen und der Einfluß der unregelmäßigen Verzweigung des Bronchialsystems auf den Atmungsverlauf in verschiedenen Lungenbezirken. Arch Ges Physiol 162:225

Rüdiger W, Braun E (1978) Der Intranasaltest (INT) rhinomanometrisch ausgewertet im Verhältnis zum Hauttest und RAST. Allergologie 1:136

Rudolph R et al (1981) Einsatzmöglichkeiten der Eigenstrom-Rhinomanometrie bei verschiedenen allergologischen Indikationen. Allergologie 4:28

Rundcrantz H (1971) The effects of position change on nasal patency. Rhinology 9:127–131

Sandmann G (1893) Appareil pour déterminer l'insuffisance nasale. Verh Laryng Ges, Berlin

Scheideler J (1939) Die Messung der absoluten Durchgängigkeit der menschlichen Nase. Arch Ohren Nasen Kehlkopfheilkd 146:170–179

Schifferdecker P (1900) Handbuch der Laryngologie und Rhinologie. Bd III/1, S 88–92; 95–97. Hölder, Wien

Schiratzki H (1964) Upper airway resistance in normal men. Acta Otolaryngol (Stockh) 58:533–554

Schmitt KP (1967) Grenzbestimmung zwischen Vestibulum und Cavum nasi am Lebenden mittels des Lastic-Abdruckverfahrens, sowie Größenvergleich zwischen innerem und äußerem Nasenloch. Dissertation, Heidelberg

Schumann K (1969) Vergleichende Messung des Strömungswiderstandes in den Atemwegen mit der Methode Dirnagl und dem Körperplethysmographen. Dissertation, Kiel

Schumann K (1975) Funktionsanalyse der oberen Luftwege. Drei verschiedene Methoden und ihre klinische Anwendung. Hab. Schrift, Freiburg

Schumann K (1975) Vergleichende Nasenwiderstandsmessungen mit der posterioren Rhinomanometrie, der Körperplethysmographie und der computergesteuerten Wechseldruckmethode. HNO 23:24

Schumann K (1973) Zur direkten Messung des Nasenwiderstandes mit einem Koordinatenschreiber. Arch Ohren Nasen Kehlkopfheilkd 204:261

Schumann K, Laniado K (1981) Der Einfluß einer Septumdeviation auf die Lungenfunktion. HNO 29:6–9

Schwarz AM (1954) Über die Einwirkung kieferorthopädischer Geräte auf die Nasenhöhle. Fortschr Kiefer Gesichtschir 15:248

Seebohm PM, Hamilton WK (1958) A method for measuring nasal resistance without intranasal intrumentation. J Allergy (St Louis) 29:56–59

Semerák A (1958) Objektive Beurteilung der Nasendurchgängigkeit. Z Laryngol Rhinol 37:248–261

Sercer A (1947) L'inclinaison de l'orifice narinaire comme cause de l'insuffisance respiratoire. Acta Otolaryngol (Stockh) 35:565

Šercer A (1930) Über den Einfluß der Nasenatmung auf die Thoraxbewegungen. Zentralbl Hals-Nasen-Ohrenheilk 15:540

Šercer A (1952) Über die Beeinflussung der Bronchien von der Nase aus. Arch Ohren Nasen Kehlkopfheilkd 161:264

Siegelbauer F (1940) Lehrbuch der normalen Anatomie des Menschen. Urban & Schwarzenberg, Berlin

Solomon WR (1965) Measurement of nasal airway resistance. J Allergy 36:62–69

Solomon WR, Stohrer AW (1965) Considerations in the measurement of nasal patency. Ann Otol Rhinol Laryngol 74:978–990

Soubeyrand L (1964) Action des medicaments vasomoteurs sur le cycle nasal et la fonction ciliaire. Rev Laryngol Otol Rhinol (Bord) 85:74–113

Speizer FE (1964) A technique for measuring nasal and pulmonary flow resistance simultaneously. J Appl Physiol 1:176–178

Spiess G (1900) Die Untersuchungsmethoden der Nase und ihrer Nebenhöhlen. In: P. Heymann's Handbuch der Laryngologie u Rhinologie Bd III/Tl 1, S 215–260

Spoor A (1963) Aerodynamics. Int Rhinol 1:19–22

Spoor A (1965) A new method for measuring nasal conductivity. Int Rhinol 3:27–35

Spoor A (1966) Determination of a nasal conductivity index. Pract Otorhinolaryngol 28:353

Spoor A (1967) On nasal conductivity. Pract Otorhinolaryngol 29:315–324

Sternstein HJ (1942) Efficacy of vasoconstrictor agents in obstructed nose; quantitative evaluation Arch Otolaryngol 36:713–724

Stoksted P (1952) The physiologic cycle of the nose under normal and pathologic conditions. Acta Otolaryngol (Stockh) 42:175–179

Stoksted P (1953) Étude rhinomanometrique de cycle nasal. Acta Otolaryngol [Suppl] (Stockh) 199:143–181

Stoksted P (1953) Rhinomanometric measurements for determination of the nasal cycle. Acta Otolaryngol [Suppl] (Stockh) 109:159–175

Stoksted P (1953) Measurements of resistance in the nose during respiration at rest. Acta Otolaryngol [Suppl] (Stockh) 109:143–158

Stoksted P (1954) Border between normal and pathological nasal passage. Acta Otolaryngol (Stockh) 44:259–264

Stoksted P (1960) Obstructions in the nose and their influence on the pulmonary functions. Acta Otolaryngol [Suppl] (Stockh) 158

Stoksted P, Nielsen JZ (1957) Rhinomanometric measurements of the nasal passage. Ann Otol Rhinol Laryngol 66:187–197

Stoksted P, Thomson KA (1953) Changes in the nasal cycle under stellate ganglion block. Dep of Oto-rhino-laryngol of Rigshosp, Univ Clin Copenhagen. Acta Otolaryngol [Suppl] (Stockh) 109:176–181

Tonndorf J (1939) Der Weg der Atemluft in der menschlichen Nase. Arch Ohren Nasen Kehlkopfheilkd 146:41–63

Tonndorf J (1958) A note on the measurement of nasal flow resistance. Ann Otol Rhinol Laryngol 67:984–990

Trimborn Th (1976) Altersabhängigkeit des Atemwiderstandes der Nase bei Kindern. Dissertation, Heidelberg

Uddströmer M (1940) Nasal respiration. Acta Otolaryngol [Suppl] (Stockh) 42:146

Ulshöfer E (1967) Eine neue Abdruckmethode zur Darstellung des vorderen inneren Nasenabschnittes. Dissertation, Heidelberg

Walter B (1972) Verhalten und Regulationsmöglichkeiten des Nasenwiderstandes während Ruheatmung, willkürlicher Hyperventilation und Belastungshyperventilation. Dissertation, Heidelberg

Williams HL (1968) The history of rhinometry in North America. Int Rhinol 6:34–49

Zabinski J (1974) Die spiegelbildliche x-y-Darstellung. Dissertation, Heidelberg

Zarniko C (1925) Diagnostik der Nasenkrankheiten. In: Denker, Kahler (Hrsg) Handbuch der Hals-Nasen-Ohren-Heilkunde, Bd I, S 692–740, Springer-Bergmann, Berlin München

Zuckerkandl E (1882) Normale und pathologische Anatomie der Nasenhöhle und ihrer pneumatischen Anhänge. Wien Bd I, S 54, 190, Bd II, S 10, 22

Zwaardemaker H (1925) Die Physiologie der Nase und ihrer Nebenhöhlen. In: Denker, Kahler (Hrsg) Handbuch der Hals-Nasen-Ohren-Heilkunde. Bd I, S 439–484, Springer-Bergmann, Berlin München

Sachverzeichnis

HNO Praxis Heute
1

Herausgeber: H. Ganz
Mit Beiträgen zahlreicher Fachwissenschaftler

1980. 45 Abbildungen, 7 Tabellen. X, 183 Seiten
Gebunden DM 58,–; Subskriptionspreis: DM 46,40
ISBN 3-540-09945-X

Inhaltsübersicht: Otologie: Topodiagnostische Audiometrie. Hörgeräte und ihre Verordnung. Die Mikrochirurgie des Ohres in der Hand des niedergelassenen HNO-Arztes. – Rhinologie: Zur Diagnose und Therapie allergischer Entzündungen der Nase und der Nasennebenhöhlen. Diagnostische und therapeutische Möglichkeiten des niedergelassenen HNO-Arztes bei der Sinusitis. – Allgemeine Probleme der HNO-Heilkunde: HNO-Heilkunde und Labor. Die Chemotherapie bakterieller Infektionen im Hals, Nase und Ohr. Therapeutische Lokalanaesthesie im Hals-Nasen-Ohrenbereich. Fragensammlung zur Selbstkontrolle des Lesers. – Antworten zur Fragensammlung. – Sachverzeichnis.

HNO Praxis Heute
2

Herausgeber: H. Ganz, W. Schätzle
Mit Beiträgen zahlreicher Fachwissenschaftler

1982. 45 Abbildungen, 10 Tabellen. Etwa 180 Seiten
Gebunden DM 60,–; Subskriptionspreis: DM 48,–
ISBN 3-540-10966-8

Inhaltsübersicht: Otologie. Die Ototoxizität von Antibiotika unter besonderer Berücksichtigung der Lokalbehandlung. Traumatische Hörstörungen. Impedanzaudiometrie in der HNO-Fachpraxis. – Rhinologie: Septumplastik oder Killian'sche Resektion. Eine kritische Betrachtung aus der Praxis. Hals und Kehlkopf: Differentialdiagnose chronischer Schwellungen im Parotisbereich. Hypofunktionelle und hyperfunktionelle Dysphonie. Zur Diagnose und Differentialdiagnostik funktioneller Stimmstörungen. – Allgemeines Thema: Sportverletzungen im Ohr-, Nasen- und Halsbereich. – Kurzmitteilungen aus der Praxis: Der Knotenschieber. Entwöhnung von Nasentropfen. – Fragensammlung zur Selbstkontrolle: Antworten zur Fragensammlung. – Sachverzeichnis.

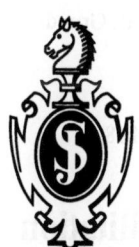

Springer-Verlag
Berlin
Heidelberg
New York

Begutachtung der Schwerhörigkeit bei Lärmarbeitern

Herausgeber: E. Lehnhardt, P. Plath
Mit Beiträgen zahlreicher Fachwissenschaftler
1981. 63 Abbildungen, 10 Tabellen. XII, 136 Seiten
DM 58,-. ISBN 3-540-10910-2

H.-G. Boenninghaus

Hals-Nasen-Ohrenheilkunde für den Allgemeinarzt

2., überarbeitete Auflage. 1980. 28 Abbildungen. XII, 103 Seiten
(Taschenbücher Allgemeinmedizin). DM 24,-. ISBN 3-540-09786-4

H. J. Denecke

Die oto-rhino-laryngologischen Operationen im Mund- und Halsbereich

Unter Mitarbeit von M. U. Denecke
1980. 473 überwiegend farbige Abbildungen in 833 Teilbildern.
XVII, 805 Seiten. (Allgemeine und spezielle Operationslehre,
Band 5, Teil 3)
Gebunden DM 870,-. Subskriptionspreis DM 696,-
ISBN 3-540-09572-1

H. Feldmann

HNO-Notfälle

2., überarbeitete Auflage. 1981. 71 Abbildungen. XIII, 164 Seiten
(Kliniktaschenbücher). DM 28,-. ISBN 3-540-10433-X

H. Frenzel

Spontan- und Provokations-Nystagmus

Seine Beobachtung, Aufzeichnung und Formanalyse als Grundlage der Vestibularisuntersuchung
2., völlig neu bearbeitete und erweiterte Auflage von
B. MINNIGERODE, H. H. STENGER
Mit einem Beitrag von R. Grohmann
1982. 102 Abbildungen. X, 172 Seiten. Gebunden DM 88,-
ISBN 3-540-10956-0

Technische Hilfe bei der Rehabilitation Hörgeschädigter

Von V. J. Geers, F. Keller, A. Löwe, P. Plath
Geleitwort von W. Pistor
2., völlig neubearbeitete Auflage. 1980. 74 Abbildungen in
140 Einzeldarstellungen, 11 Tabellen. XI, 197 Seiten
(Rehabilitation und Prävention, Band 11). DM 48,-
Mengenpreis: Ab 20 Exemplaren 20% Nachlaß pro Exemplar
ISBN 3-540-09801-1

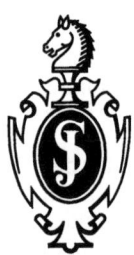
Springer-Verlag
Berlin
Heidelberg
New York

MIX
Papier aus verantwortungsvollen Quellen
Paper from responsible sources
FSC C105338

If you have any concerns about our products,
you can contact us on
ProductSafety@springernature.com

In case Publisher is established outside the EU,
the EU authorized rep (available) is:
Springer Nature Customer Service Center GmbH
Europaplatz 3, 69115 Heidelberg, Germany

Printed by Lightning Source GmbH
in Hamburg, Germany

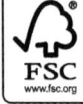